Dr. med. Klaus Strackharn

Nie wieder Migräne

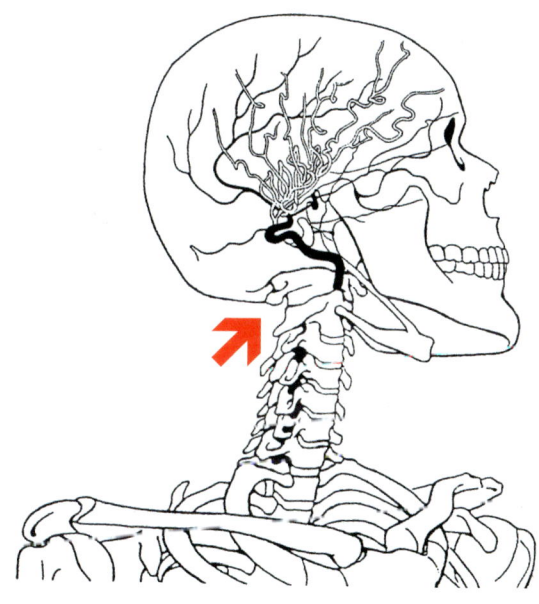

Dr. med. Klaus Strackharn

Nie wieder Migräne

Wer die Ursachen kennt,
kann sich vor ihren Folgen schützen

- Migräne-Entstehung
- Wirkmechanismen
- Heilungs-Chancen ohne Medikamente
- Praktische Ratschläge für Migräniker

Mit Übersichtsplan zum Herausnehmen
Mit 30 – teilweise farbigen – Abbildungen

© 2011 Eigenverlag Dr. Strackharn,
Schmerz-Therapie-Zentrum Baden-Baden
Alle Rechte vorbehalten
Umschlag & Grafiken: Dr. Klaus Strackharn
Gesetzt aus 11/12 Punkt Times New Roman auf System Word 2007
Druck und Binden: Himmer AG, Augsburg
Printed in Germany
ISBN 978-3-00-035057-3

Inhalt

Vorwort

Geburt einer Idee

Migräne ist unheilbar – heißt es.

Zehn Millionen Deutsche sind Migräniker, 800.000 können ihre Anfälle auch mit Medikamenten nicht mehr beherrschen oder haben es aufgegeben. Aus Angst vor Nebenwirkungen. Einige hängen an der künstlichen Niere, andere sind leberkrank.

Der Schmerz beginnt fast immer im Hinterkopf, wandert nach vorn in Stirn, Augen und Schläfen – klopfend, pochend, brennend, reißend. Jeder kennt »seine« Migräne, kennt ihre Vorboten und ihren fast immer gleichen Verlauf. Abwechslung gibt es höchstens durch Wechsel der Seite. Vielleicht ist die linke Seite nicht so schlimm betroffen wie die rechte oder umgekehrt. Manchmal kommt die Migräne auch über die Schulter hochgekrochen, hängt sich im Genick fest und springt dann ins Gesicht.

Ein bekannter Professor hat mir 1994 in ein Gutachten geschrieben: »Gesichert ist die Kenntnis, dass Migräne nichts mit der Halswirbelsäule zu tun hat«. Fünf Jahre zuvor war ich bereits von diesem Glauben abgefallen und mir eigene Gedanken dazu gemacht.

1986 hatte ich mit Schmerztherapie begonnen und unter anderem den Ehrgeiz, Migräne erfolgreich zu behandeln. Daraus wurde zunächst leider nichts. Trotz aller Mühe kam ich mit den mir damals bekannten Behandlungsweisen nicht zurecht. Dann kam eine wissenschaftliche Veranstaltung, die ich selbst organisiert hatte. Da ging es um die Frage, was außer schulmedizinischen Behandlungsweisen sonst noch zur Therapie chronischer Schmerzen taugen könnte. Einer hielt einen Vortrag über Migränebehandlung und behauptete, er könne einen akuten Migräne-Anfall durch einen kräftigen Impuls auf den ersten Halswirbel auslöschen; wohlgemerkt: Nicht nur die Schmerzen beseitigen, sondern die anderen Symptome auch. Ich habe ihn nach seinem Vortrag solange bearbeitet, bis er mir Einzelheiten dieser Therapie preisgab. Das war sehr interessant, bedeutete es doch, dass Migräne vielleicht doch etwas mit der Halswirbelsäule zu tun haben könnte. Das würde nämlich auch verständlich machen, warum der Migräneschmerz von vielen Patienten zuerst im Genick gespürt wird, und würde auch verständlich machen, warum Migräne manchmal erst nach einem Autounfall auftritt. Als ich weiter bohrte, erfuhr ich noch, dass bei schweren Anfällen und langjähriger Migräne auch diese Behandlung nicht mehr helfe.

Seither habe ich nur noch daran gedacht, wie ich dieses Puzzle zusammenbekommen sollte: Migräne hat offenbar etwas mit dem ersten Halswirbel zu tun. Aber nirgends war ein Mechanismus in Sicht, der das Anfallsartige an der Migräne begründen würde und mit dem ersten Halswirbel zu tun haben könnte.

Wie sollte der erste Halswirbel die übrigen Beschwerden hervorrufen? Andererseits war klar, diese Mechanismen mussten irgendwo sein, sonst hätte das mit dem »Atlas-Impuls« – so nennt sich diese Therapie – nicht funktionieren dürfen. Davon hatte ich mich aber selbst überzeugt. Das war damals übrigens das kleinste Problem. Ich hatte nach einer Reihe von Autounfällen selbst Probleme mit meinem Kopf und deshalb die Atlas-Impuls-Therapie bei mir auch durchführen lassen. Sie hat genauso funktioniert wie vorhergesagt.

Nach einigen Monaten intensiver Studien der Anatomie von Hals und Kopf, der Biomechanik der Halswirbelsäule und der Physiologie hatte ich 1990 die wichtigsten Zusammenhänge und Gesetzmäßigkeiten beieinander. Mein

Puzzle war gelöst. Unmittelbar danach habe ich ein neues Behandlungsverfahren gegen Migräne entwickelt. Das hat nichts mehr mit den alten schulmedizinischen Behandlungsweisen zu tun, obwohl es auch auf Ergebnissen der Grundlagenforschung beruht.

Der bekannte Professor geht auch heute noch davon aus, dass Migräne nichts mit der Halswirbelsäule zu tun hat. Diese Einschätzung konnte unser Team durch eine Reihe wissenschaftlicher Untersuchungen zweifelsfrei widerlegen.

Seit wir wissen, wie das Ganze dem Grunde nach funktioniert, seit wir gelernt haben, die pathologischen Gesetzmäßigkeiten zu verstehen, können wir sie auch behandeln. Erfolgreich behandeln. Weil danach normalerweise keine Anfälle mehr auftreten, keinerlei Medikamente mehr notwendig sind, ist die Krankheit erledigt. Wenn aber eine Krankheit erledigt ist und nicht mehr wiederkommt, gilt sie nach allgemeiner Ansicht als geheilt.

Warum Migräne auf einmal heilbar ist?

Weil die Annahme, Migräne habe nichts mit der Halswirbelsäule zu tun, jahrzehntelang dazu verleitet hat, an der eigentlichen Ursache der Krankheit vorbeizutherapieren. Daher *musste* Migräne als unheilbar gelten.

Übrigens:

Sie brauchen das Buch natürlich nicht auf einmal zu lesen. Wenn Sie etwas nicht gleich verstehen, einfach überblättern und vielleicht später nochmal reinschauen. Pfeile (➜➜) verweisen auf Wissenswertes und Hintergründiges auf der gegenüberliegenden Seite, wissenschaftliche Informationen eingeschlossen. Eine Fundgrube für Schlaufüchse und Eingeweihte.

Weisheiten

Was Migräne nicht ist

Wer's nicht besser weiß, für den ist alles klar: Migräne ist ein dummes Frauenleiden. So was Ähnliches wie die Tage, nur eben noch ein bisschen Kopfweh mit dabei. Ein Leiden für die Wehleidigen, die Zimperlichen, die Wetterfühligen, die Psychos. Man kennt das ja: Da wird mal schnell 'ne Migräne gespielt, wenn man keinen »Bock« zum Arbeiten hat oder keine Lust, ins Bett zu steigen, oder einfach ein bisschen Mitleid braucht. Oder wenn die Probleme mal wieder über den Kopf gewachsen sind.

Wer's nicht besser weiß, hat wirklich keine Ahnung, woher auch? Bei der Migräne findet man ja nichts Greifbares, weder bei Röntgenuntersuchungen noch im Bluttest noch sonstwo. Außer vielleicht im schweren Anfall. Da gibt's schon mal Veränderungen der Hirnströme oder des »Blutverteilungsmusters« im Gehirn.

Die Hormone allein können's ja wohl auch nicht sein, sonst müssten alle Frauen Migräne haben und die Männer überhaupt keine. Und wenn so ein Anfall vorüber ist, sieht man den Leuten überhaupt nichts mehr an. Höchstens die Angst vor dem nächsten Anfall.

Also erstens: Migräne ist weder Einbildung noch Psychokram noch Drückebergerei. Zweitens: Migräne ist eine sehr schlimme Erkrankung, deren Wurzeln noch weitgehend im Dunkeln liegen. Trotz jahrzehntelanger Forschung. Drittens: Migräne ist kein dummes Frauenleiden. Männer sind fast genauso oft betroffen. Frauen haben während der Regelblutung nur die heftigeren Anfälle. Daher die Mär vom Frauenleiden.

Wie und was Migräne wirklich sein kann, davon erzählen die folgenden, wahren Geschichten, deren Anfänge sich wohl niemand wünschen wird.

Migräne-Geschichten

Migräne-Schicksale und ihre Wende

❶ Klaus Bayerlein ist jetzt 25. Der gelernte Kfz-Mechaniker ist in einem Betrieb für Straßenbaumaschinen als Kraftfahrer beschäftigt. Er muss Straßenfräsmaschinen und Schwertransporte fahren.

Er kam vor drei Jahren zu uns wegen schwerer Migräneanfälle, die zwar nicht oft kamen, dafür aber umso brutaler: Kopfschmerzen, Halbseitenlähmung, Sprachlähmung, Bewusstlosigkeit. Klaus hatte sich deshalb ein mobiles Funkgerät organisiert für unterwegs. Wenn ein Anfall kam, konnte er noch rechtzeitig anhalten und seinen Standort durchgeben. Manchmal reichte es zum Durchgeben nicht mehr, die Sprache war schon weg.

Klaus hatte von Anfang an Probleme. Nach der Geburt hatte er nicht geatmet, musste wiederbelebt werden. Mit acht Jahren traten die ersten Kopfschmerzen auf. Die Ärzte waren der Meinung, dass die Kopfschmerzen von einer Hirnschädigung nach der Geburt herrührten, dazu passten ja auch die Lähmungen während des Anfalls. Mit zwölf hatte Klaus schon mehr Ärzte gesehen als die meisten von uns ihr ganzes Leben lang. Was auch versucht wurde, eine Besserung trat nicht ein.

Weil Klaus schon als Kind ein Autonarr war, hatte er die Kfz-Mechanikerlehre gemacht und wollte unbedingt Autorennen fahren. Daraus wurde zwar nichts wegen der Anfälle, dafür bekam er mit 18 den Job bei der Baufirma. Aber dort waren die Anfälle eben auch das Problem. Als er von einer neuen Behandlungsmöglichkeit in Baden-Baden hörte, kam er zur Schmerz-Analyse. Wir fanden, was bisher übersehen wurde, und behandelten, was wir gefunden hatten. Nach sechs Wochen war Klaus die Anfälle los. Sie kamen seither nicht mehr wieder.

❷ Korinna Schramm war 26, als sie zu uns kam. Ihre Mutter hatte schon unter Migräne gelitten, sie selbst hatte Migräne seit ihrem 18. Lebensjahr. Als wir sie das erste Mal sahen, hatte sie drei bis vier Anfälle im Monat, Tendenz steigend. Medikamente nahm sie von Anfang an, zuerst nur Schmerztabletten, dann auch noch Beruhigungsmittel und Betablocker. Zuletzt schluckte sie Imigran®. Weil davon geredet wurde, dass dieses Medikament schlimme Nebenwirkungen haben könnte, hat sie es zum Schluss nicht mehr genommen.

Die Anfälle verliefen bei ihr immer nach dem gleichen Strickmuster: Schmerzen im Genick, dann in der Stirn und im Auge. Die im Auge waren besonders schlimm: so, als würde einer den Augapfel rausreißen. Wenn das Auge dran war, kam gleich danach die Übelkeit und ein paar Minuten später Erbrechen, fünfmal, zehnmal, bis außer Galle nichts mehr kam. Sie musste ihren Job aufgeben und war nur noch ein Häufchen Elend.

Wir haben bei ihr die üblichen Röntgenspezialaufnahmen gemacht und vermessen. Danach konnten wir ihr Hoffnung machen. Während der Behandlung bekam Korinna eine Allergie mit Kopfschmerzen, die wir nicht gleich in den Griff bekamen. Wir waren eine Woche lang damit beschäftigt herauszufinden, was der Auslöser war: ein Konservierungsstoff.

Am Behandlungsergebnis hat sich dadurch aber nichts geändert. Im Gegenteil: Nach einem Jahr baute sie einen Autounfall. Ihr war einer von der Seite reingefahren. Solche Unfälle sind ziemlich übel, weil die Halswirbelsäule gegen seitliche Belastungen kaum geschützt ist. Wir haben Korinna eine Woche lang beobachtet und vorsorglich behandelt. Nun sind über vier Jahre vergangen. Ihre Migräne ist nicht mehr aufgetaucht.

❸ Martinus Flöck war kein guter Schüler. Er hatte das Gymnasium verlassen müssen und später auch die Realschule. Er hatte dauernd Kopfweh, konnte sich nicht konzentrieren, war zu schlapp und viel zu müde, um seine Hausaufgaben zu machen. Schließlich landete er wieder in der Hauptschule. Doch auch dort war er die meiste Zeit abwesend, mit den Gedanken sowieso, aber auch in Wirklichkeit: Er lag oft zu Hause im Bett, zog sich die Decke über den Kopf und weinte, weinte vor Schmerz und Verzweiflung. Ein- bis zweimal pro Woche kam zum normalen Kopfweh noch ein Migräne-Anfall hinzu: Stirn, Auge, Schläfe, Übelkeit, Erbrechen, Depression – ein bis zwei Tage lang.

Martinus war 20, als er zu uns kam. Ein großer, gut gewachsener, aber muskelschwacher Junge, bleichgesichtig und hohläugig. Er hatte gerade wieder einen Migräne-Anfall hinter sich. Wir machten auch bei ihm die üblichen Röntgen-Spezialaufnahmen und sahen, was wir schon nach der Vorgeschichte erwartet hatten: Totalausfall der Gelenksbeweglichkeit des Genicks.

Nach sieben Wochen Behandlung war Martinus wieder fit – mit einem zusätzlichen Übungsprogramm für Muskelaufbau und Körperhaltung, hartes Konditionstraining eingeschlossen.

Die versäumte Schule hat er inzwischen nachgeholt, das Abitur auf dem zweiten Bildungsweg gemacht und sich eine Freundin geangelt.

Heute ist Martinus 26, die Kopfschmerzen ist er los, die Migräne auch. Das Konditionstraining hat er aufgegeben, es war ihm zu anstrengend. Der Kopf war ja wieder in Ordnung, da fehlte die Motivation.

Martinus hat noch einen kleinen Bruder. Der war 15, als wir ihn das erste Mal als Patienten sahen.

❹ Benedikt Flöck war arm dran. Er hatte Mukoviszidose, eine Erkrankung, an der die Kinder früher ziemlich bald gestorben sind. Heute ist Mukoviszidose zwar noch nicht heilbar, aber die tödliche Verschleimung der Bronchien und der Bauchspeicheldrüse kann durch ein Medikament verhindert werden. Trotzdem gibt es Gedeih- und Wachstumsstörungen. Benedikt war spindeldürr und hatte dauernd irgendwelche Infektionen.

Kopfweh bekam er mit elf Jahren. In der Schule war er wie sein großer Bruder nicht besonders gut, immer müde und unkonzentriert. Anfangs dachten die Eltern, das käme von der Mukoviszidose. Als sie dann sahen, wie es dem Martinus ergangen war, nachdem er bei uns behandelt wurde, haben sie den kleinen »Flöcki« zu uns zur Schmerz-Analyse geschickt.

Hier wieder das gleiche Ritual: Krankenvorgeschichte, Einsichtnahme in Voruntersuchungen und Krankenberichte, spezielle Röntgenaufnahmen der Halswirbelsäule, Bildauswertung, klinische Untersuchung, Diagnose.

Die Röntgenbilder von Benedikt und Martinus, der beiden Brüder, waren fast deckungsgleich. Bei beiden also derselbe Befund, folglich auch dieselbe Behandlung.

Weil der kleine Bruder die Probleme mit dem Schulkopfschmerz erst seit knapp drei Jahren hatte und schwere Migräne-Anfälle noch nicht aufgetreten waren, war bei ihm die Behandlung nach zehn Tagen beendet.

Ich habe Benedikt nach drei Jahren das erste Mal wiedergesehen. Er war 192 groß und immer noch reichlich dürr. Die Mukoviszidose hatte sich wesentlich gebessert, die Infektanfälligkeit war weg. Kopfweh hatte er seit unserer Behandlung nicht mehr bekommen. In der Schule hatte er keine Probleme mehr, zuletzt nur noch gute Noten. Seine Eltern hatten eine Sorge weniger.

❺ Gabi Musché hatte eine besonders interessante Migräne. Sie hatte nie irgendwelche Vorzeichen, auch nie irgendeinen anderen Schmerzort als ihr linkes Auge, dazu noch Übelkeit und Erbrechen, andere Beschwerden kannte sie nicht. Das klingt eigentlich ganz harmlos. Wenn man es aber seit dem 23. Lebensjahr hat und jetzt bald 40 ist, pro Monat drei bis sechs solcher Anfälle bekommt, dann sind das über die Jahre hinweg schon gut 800 Anfälle. Wenn ein Anfall ungefähr eineinhalb Tage dauert, sind das rund 30.000 Stunden brutaler Schmerz. Brutal deshalb, weil sich der Schmerz im Auge anfühlte, als wenn man dauernd mit einem Angelhaken das Auge herausziehen wollte.

Das Problem bei Gabi war, dass sie alles ausprobiert hatte, bei namhaftesten Spezialisten war. Alle Medikamente halfen praktisch nichts mehr, wenn sie früh um vier mit ihrer Migräne aufwachte. Da ließ sie sich auf Anraten eines Frauenarztes die Gebärmutter herausnehmen, weil dort Hormone gebildet würden, die ihre Migräne möglicherweise auslösten, sagte man ihr. Danach kamen leider noch mehr Anfälle. Da wurde sie frühpensioniert.

Bei uns war Gabi auch nicht gleich anfallsfrei. Ich war damals gewohnt, praktisch jeden Anfall spontan auszulöschen. Bei ihr schaffte ich es nicht. Es blieb immer noch ein kleiner Rest oder es dauerte viel zu lang, bis Schmerz und Übelkeit bei Null waren.

Als wir uns ihre Schädelbasis mit einem speziellen kernspintomografischen Aufnahmeverfahren genauer anschauten, sahen wir, dass die linke Seite ganz anders beschaffen war als die rechte. Nach diesen Bildern veränderten wir die Injektionstechnik und konnten danach wieder jeden Anfall spontan auslöschen. Gabi war nach gut acht Wochen Behandlungsdauer ihre Migräne los.

❻ Karin Pannasch kam schon vor der Wende in den Westen mit einem Kind aus geschiedener Ehe und einer wahren Migräneflut. Sie stopfte Schmerzmittel in sich hinein ohne Ende. Die Ärzte waren machtlos, Karin konnte und wollte nicht aufhören mit den Tabletten. Bis sie ihre Niere soweit ruiniert hatte, dass nur noch ein kleiner Rest funktionierte. Sie stand kurz vor der künstlichen Niere, als sie zu uns kam. Damals war sie 38. Ihre Migräne hatte sie seit dem siebten Lebensjahr, die Medikamente auch. Das konnte nicht mehr lange gutgehen. Manchmal geht Nierenversagen ganz schnell, dann kann auch die künstliche Niere nicht mehr helfen. Wenn dann keine passende Niere gefunden oder die gefundene wieder abgestoßen wird ... ! Ich habe sie mit dieser harten Wahrheit konfrontieren müssen. Das hat zwar Tränen gekostet, aber geholfen.

Die Röntgen-Spezialaufnahmen ihrer Halswirbelsäule zeigten das für uns typische »Migränebild«, so dass wir Karin in gewohnter Weise behandeln konnten.

Nach vier Wochen war die Behandlung praktisch fertig, da bekam sie einen Rückschlag. Ich merkte, dass hier etwas nicht stimmte und bekam heraus, dass sie Probleme hatte mit ihrem damaligen Freund. Der hatte sie seit ihrer Flucht in den Westen finanziell unterstützt. Sie fühlte sich abhängig und wollte weg, weil sie zu ihm keine echte Bindung fand, traute sich aber nicht. Wir haben sie noch zwei Wochen weiterbehandelt und sie unterdessen von einem sehr guten Psychologen am Ort betreuen lassen. Danach hat sie sich von ihrem Freund getrennt und eine Arbeit als Verkäuferin angenommen.

Sie schreibt uns gelegentlich: Sie hat keine Migräne mehr, ihre Niere hat sich wieder erholt, sie ist rundum glücklich. Drei Jahre ist es her, seit sie bei uns war.

❼ Anneliese Binz, eine zierliche kleine Person, hatte keine schöne Jugend. Vater Alkoholiker, gewalttätig, zudringlich, Mutter tablettenabhängig, verständnislos, abweisend. Mit sechs Jahren bekam Anni ihre ersten Kopfschmerzen, mit neun Jahren Unterleibsschmerzen. Zu Hause wurde es immer unerträglicher: Vergewaltigungsversuche, Prügel, Hausarrest. Mit zwölf war Anni von zu Hause ausgerissen, wurde aufgegriffen und in ein Heim gesteckt. Dort blieb sie vier Jahre.

Mit 16 bekam sie ihre erste Blutung und ihre erste Migräne. Die war noch harmlos. Später wurden die Anfälle dann schlimmer: Rasende Schmerzen über dem Auge und in der Schläfe, Schwindel, Übelkeit, Erbrechen, zusätzlich starke Unterleibsschmerzen. Die hatte sie auch sonst schon oft genug. Deshalb wurde sie zweimal operiert, gefunden wurde jedoch nichts.

Klar war, die Anni hatte einen psychischen »Knacks« weg und der machte Kopf- und Bauchschmerzen. Also wurde Annis Psyche behandelt. Das brachte aber auch nichts. Die Schmerzen blieben, wo sie waren, und kamen so oft wie zuvor.

Wir sahen Anni, als sie 27 war. Zuerst schauten wir nach körperlichen Ursachen. Ursache ihrer Migräne war das Genick, Ursache ihrer Unterleibsschmerzen war die obere Lendenwirbelsäule.

Beides konnten wir gut behandeln. Als die Schmerzen verschwunden waren, wurde aus der traurigen kleinen Anni eine lebenslustige junge Frau. Sie traute sich wieder was und heiratete ein paar Monate später.

Ihre schlimme Jugend wird Anni wohl nie ganz vergessen, ihre Schmerzen schon, denn die sind weg und werden wohl auch nicht mehr wiederkommen. Der vermeintliche »Psycho-Knacks« war es jedenfalls nicht.

❽ Bruno Bender war 63 und schon an der Halswirbelsäule operiert, als er zu uns kam. Er hatte jahrelang
schwerste Kopfschmerzen, garniert mit Migräne-Anfällen.
Dazu kamen noch vorübergehende Lähmungen beider
Arme und Taubheitsgefühl. Computertomografie und
Kernspin zeigten, was zu erwarten war: die Halswirbelsäule war kaputt, Wirbelgleiten, das Rückenmark in Gefahr. Also musste operiert werden. Die Ärzte hatten Bruno
Hoffnung gemacht, die Kopfschmerzen würden danach
verschwinden. Bei der Hoffnung blieb es, die Schmerzen
waren nach der Operation stärker als zuvor, zwar nicht
gleich, aber nach einigen Wochen.
Bruno hatte in seinem Betrieb eine leitende Funktion. Da
musste er auch mal am Samstag oder am Sonntag arbeiten.
Seine Leute waren auf ihn angewiesen. Krankmachen wegen Kopfschmerzen ging also nicht. So nahm er denn Va-
loron®. Das ist ein starkes Schmerzmittel, ähnlich wie
Morphin. Davon genehmigte er sich zuletzt eineinhalb
Fläschchen am Tag. Das ist ungefähr die Dosis einer ganzen Woche. So kam er zu uns.
Wir dachten zuerst: Der ist doch total abhängig. Nach den
Spezial-Röntgenbildern war klar, was bei Bruno los war:
Die Ärzte hatten die Halswirbel drei bis sechs versteift,
und nun war zwischen dem zweiten und dritten ein Knick
entstanden, der zweite Halswirbel stand außerdem noch
schief. Viel Hoffnung konnten wir Bruno bei dem Befund
nicht machen.
Nach den ersten drei Behandlungen staunten wir nicht
schlecht: Bruno war das erste Mal schmerzfrei. Da machten wir natürlich weiter und bekamen Bruno tatsächlich
hin. Dabei staunten wir noch ein zweites Mal: Als Bruno
schmerzfrei war, hörte er sofort mit dem Valoron® auf und
hatte dabei nicht die Spur von Entzug.

❾ Tamar Albert hatte Migräne schon als Kind, ihre Mutter auch. In Rumänien, wo sie aufgewachsen war, gab es damals keine so guten Migräne-Medikamente. So war jeder Anfall ein kleines Martyrium. Natürlich konnte sie die Anfallsschmerzen dämpfen. Dafür brauchte sie aber jede Menge starker Schmerzmittel, und die wollte sie eigentlich nicht mehr nehmen, wegen der Nebenwirkungen. Andererseits hatte sie eine gute Stelle beim Staat als Ballett-Tänzerin. Da konnte sie auch nicht zwei-, dreimal pro Monat einfach wegen Migräne »blaumachen«. Die hätten sie ganz schnell vor die Tür gesetzt.

Tamar hatte Glück. 1964 ist sie ausgewandert, zog mit einer Konzert-Agentur rund um die Welt und tanzte »Schwanensee«. Die Migräne-Anfälle kamen danach aber immer häufiger, machten ihre Tanzkarriere kaputt. Jetzt arbeitet sie als Ballettlehrerin. Was an den Anfällen aber auch nichts änderte.

45 Jahre Migräne sind eigentlich mehr als genug. Darum hat Tamar unsere neue Therapie ausprobiert. Anfangs war sie schon sehr zufrieden. Wir nicht, weil wir es nicht schafften, ihren Schmerz auf Null zu bringen.

Eines Tages bekam sie einen fürchterlichen Anfall. Ich hatte noch nie zuvor einen Menschen so leiden sehen. Irgendwie kam mir das Ganze aber nicht geheuer vor. Dieses wahnsinnige Erbrechen ohne gleichzeitig stärkste Kopfschmerzen passte nicht ins Bild.

Ich habe ihren Brechreiz mit einem starken Medikament blockiert, ihren Wasser- und Salzverlust mit Infusionen ausgeglichen. Am Tag danach haben wir uns beide die Köpfe zerbrochen und kamen schließlich drauf: Sie trank ab und zu bittere Limonade. Da war Chinin drin. Darauf hatte sie reagiert. Als sie keine bittere Limonade mehr trank, hatte sie keine Probleme mehr.

⑩ Eleonore Hohn war 60, als ich sie kennenlernte. Eine kleine, übergewichtige Person, liebenswürdig, freundlich und sehr krank.

Sie hatte schon seit vielen Jahren Kopfweh, meist anfallsartig, immer mit heftigem Erbrechen. Dazu hatte sie noch dauernd Schmerzen in der Schulter und im Genick sowie Übelkeit. Sie war nicht mehr gut zu Fuß, hatte Arthrose in beiden Knien und Bluthochdruck. Sie konnte kaum noch aus dem Haus. Treppensteigen war wahnsinnig anstrengend: das Herz klopfte bis zum Hals. Ab und zu ging sie Kaffee trinken und Kuchen essen, mit Sahne. Auf diese kleine Freude wollte sie nicht verzichten. Davon wurde es aber nicht besser, weder das Kopfweh noch der Hochdruck. Die Knie auch nicht.

Sie hatte zur Schmerz-Analyse Röntgenbilder mitgebracht, die gar nicht gut aussahen: Die obere Halswirbelsäule zeigte »migränetypische« Merkmale bei bewegungsstarrem Genick. Mit unserer Therapie hatten wir den Anfallskopfschmerz schnell im Griff, keine Frage.

Der Rest war leider auch keine Frage: Graugelbe Hautfarbe, Hochdruckspitzen weit über 200, Übelkeit und häufiges Erbrechen, dabei Kopfweh, das keine Migräne mehr war – Kopfschmerz im ganzen Kopf. Diagnose: Nierenversagen. Die Laborwerte waren eindeutig.

Frau Hohn hatte in den 60er Jahren wegen ihrer Kopfschmerzen Medikamente genommen, die Phenacetin enthielten. Das pure Nierengift, wie sich später herausstellte. Sie musste an die künstliche Niere. Wir haben alles Notwendige veranlaßt. Danach war sie ein halbes Jahr lang kopfschmerzfrei, keine Übelkeit, kein Erbrechen. Auch der Hochdruck schien im Griff.

Danach ging's wieder los: Hochdruck, Herzprobleme, Lungenwasser. Aber wenigstens kein Kopfweh mehr.

Fragen

Migräne-Auslöser

- Feierabend-Migräne?
- Menstruations-Migräne?
- Stress-Migräne?
- Schokoladen-Migräne?
- Morgen-Migräne?
- Abend-Migräne?
- Käse-Migräne?
- Alkohol-Migräne?
- Nüsse-Migräne?
- Wochenend-Migräne?
- Föhn-Migräne?
- Schul-Migräne?
- Langschlaf-Migräne?
- Wetterwechsel-Migräne?
- Koitus-Migräne?
- Antibabypillen-Migräne?
- Schlechte-Luft-Migräne?
- Massage-Migräne?
- Medikamenten-Migräne?
- Lärm-Migräne?
- Eisprung-Migräne?
- Autounfall-Migräne?
- Erb-Migräne?
- Schlechte-Luft-Alkohol-Migräne?
- Alkohol-Koitus-Migräne?
- Feierabend-Käse-Migräne?
- Eisprung-Föhn-Migräne?
- Alkohol-Langschlaf-Migräne?
- Wochenend-Langschlaf-Migräne?
- Feierabend-Alkohol-Langschlaf-Migräne?

Vielleicht sollte man eine neue Einteilung für Migräne erfinden. Zum Beispiel derart wie auf der Seite nebenan. Da sieht man wenigstens, wo sie herkommt.
Was hätte man davon?
Dass man weiß, was man nicht mehr machen darf, nämlich

- keine Pille nehmen
- nicht in die Schule gehen
- nicht ins Wirtshaus gehen
- keinen Feierabend machen
- kein Wochenende genießen
- nur noch wenige Stunden schlafen
- keinen Alkohol trinken
- Nüsse, Schokolade, Käse
  und wer weiß, was sonst noch alles, nicht essen
- keinen Eisprung haben
- keinen Geschlechtsverkehr haben
- keine Menstruation haben.

Alkohol und Schule?
O.k., aber alles andere auch nicht?
Den Eisprung kann man ja mit der Pille unterdrücken, aber die Menstruation?
Was soll man am Feierabend machen, arbeiten?
Oder am Wochenende, auch arbeiten?
Im Ernst, eine solche Einteilung ist natürlich Unfug.
Aber gibt es vielleicht für dieses Wirrwarr von Migräneauslösern irgendein übergeordnetes System, einen Mechanismus, der nicht Auslöser, sondern Verursacher ist?
Könnte man nicht die Auslöser vergessen, wenn man den Verursacher kennen würde und behandeln könnte?

Fragezeichen

Was hat Migräne mit dem Genick zu tun?

Ich hatte von meinem Kollegen, der den Vortrag über die Atlas-Impuls-Therapie gehalten hatte, gelernt, dass Migräne doch irgendetwas mit der Halswirbelsäule zu tun haben musste. Fragte sich nur, was. In dem Vortrag wurde ein Diagnoseverfahren erwähnt, das ich nicht kannte. Damit kann man Fehlstellungen von Halswirbeln erkennen und Bewegungen der Wirbel untereinander analysieren. Das Verfahren nennt sich »Röntgen-Funktions-Analyse« und ist ziemlich unbekannt. Vielleicht ein Prozent der Orthopäden und höchstens einer von 200–300 Röntgenärzten arbeiten damit. Es lässt sich aber verhältnismäßig schnell erlernen.

Die Röntgen-Funktions-Analyse schien mir danach die einzige Möglichkeit, dahinterzukommen, was die Halswirbelsäule mit Migräne zu tun haben könnte.

Damals kam ein ganz armer Teufel zu mir. Der hatte mit 18 das erste Mal wegen Kopfschmerzen einen Selbstmordversuch gemacht. Mit 24 hat er sich nochmals die Pulsadern aufgeschnitten, wurde aber wieder gerettet. Was allerdings am Kopfschmerz wenig änderte. Der wurde über die Jahre immer schlimmer. Ein guter Doktor, der zwar auch nicht wusste, wo die Schmerzen herkamen, verschrieb ihm wenigstens Morphin. Das half zuerst. Er konnte wieder arbeiten gehen. Mit 40 war dann auch mit dem Betäubungsmittel nichts mehr zu machen. Es reichte nicht, den Schmerz zu unterdrücken. Die Dosis wurde zu hoch. Da bekam er noch Psychopharmaka. Die sollten die Schmerzwahrnehmung unterdrücken und die Depressionen verscheuchen. Taten sie zwar nicht ganz, aber immerhin konnte er wieder zur Arbeit. Die hatte er nämlich wochenlang nicht mehr machen können. Später reichte auch diese Kombination nicht mehr. Er legte sich ins Bett. Dort waren die Schmerzen noch am ehesten auszuhalten. Als er zu mir kam, hatte er sieben Jahre fast nur im Bett verbracht, die letzten zwei Jahre dauernd. Ganz zum Schluss konnte er nur noch einmal am Tag passierte Kost zu sich nehmen. Kauen konnte er wegen der sich dabei steigernden Schmerzen nicht mehr. Schlucken war auch schon eine Pein.

Ein klarer Fall von Medikamenten-Kopfschmerz – haben seine Ärzte diagnostiziert. Womit sie allerdings nur die halbe Wahrheit erfasst hatten. Die andere Hälfte blieb ihnen offenbar verborgen.

Normalerweise hätte ich keinerlei Chancen gehabt, hinter die andere Hälfte zu kommen, wenn mir nicht die Röntgen-Funktions-Analyse dabei geholfen hätte. Der arme Teufel war mein erster Fall, den ich mit dem für mich neuen Verfahren diagnostiziert hatte, und gleich ein Volltreffer: Vollkommene Bewegungsstarre des ersten Halswirbels bei allen röntgen-funktions-analytisch geforderten Kopfhaltungen aus der Normalstellung heraus: Vorwärtsbeugen, Rückwärtsbeugen und Nicken. Der Rest der Halswirbelsäule war auch bewegungssteif, aber das war wohl Folge der Bewegungsstarre im Genick.

Da hatte ich nun eine brauchbare Diagnose.

Nach sorgfältiger Aufklärung über eventuelle Risiken machte ich die ersten zaghaften Schritte mit einer neuen Therapie, die ich mir dazu überlegt hatte. Als ich den armen Teufel damit nach einer Woche nicht nur vom Schmerz, sondern auch – für mich völlig unerwartet – vom Rest seiner Nöte für's erste befreit hatte, habe ich verdammt feuchte Augen bekommen.

Hatte ich da etwas Einmaliges gesehen? Hatte ich etwas Systematisches entdeckt, oder war's nur ein Zufall?

Leider nutzte mir die »Entdeckung« für meine Suche nach den Spuren der Migräne gar nichts. Der arme Teufel hatte nämlich gar keine Migräne, sondern Dauerkopfschmerz. Aber mir kam wenigstens eine Idee.

Nach diesem Fall ließ ich bei allen Kopfschmerz-Patienten Röntgen-Funktions-Aufnahmen der Halswirbelsäule anfertigen und wertete sie aus. Dabei sah ich interessanterweise immer wieder ähnliche Verhältnisse: Der Genickmechnismus tat nicht, was er sollte. Der erste Halswirbel war mehr oder weniger außer Betrieb.

Den ersten Halswirbel kann man in der Seitenansicht bei Röntgenaufnahmen sehr schön sehen. Er hat eine ganz andere Form als die anderen Halswirbel. Sein hinterer Wirbelbogen sieht fast aus wie der Zeiger einer Uhr.

Je nach Stellung dieses Zeigers kann man beurteilen, ob sich der Wirbel beim Vorwärts- oder Rückwärtsbeugen des Kopfes oder beim Nicken bewegt oder nicht. ➜➜

Als ich merkte, dass da vielleicht doch eine Systematik dahintersteckte, habe ich eine Studie mit insgesamt 278 chronischen Kopfschmerzfällen gemacht. Diese Studie lieferte ganz wesentliche Hinweise auf der Suche nach den Ursachen der Migräne. Doch davon später.

Zuvor gab es noch sehr viel Kleinarbeit, viele Ideen, die nichts brachten, viele kleine Schritte vorwärts, fast genauso viele rückwärts.

Ich hatte noch keine Ahnung, wie ich von den Genickproblemen auf den Anfallsverlauf einer Migräne kommen sollte. Es kamen ja nur akute Probleme in Betracht, die aber hatte ich noch gar nicht gesehen. Jedenfalls waren die bisher gesichteten Genickprobleme chronisch, und das passte nicht zum Anfallscharakter einer Migräne.

Röntgen-Funktions-Analyse der Halswirbelsäule

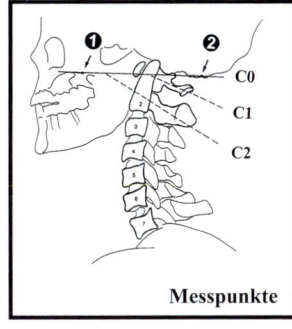

Messpunkte

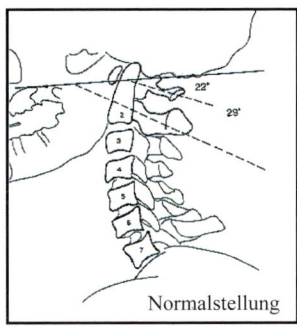

Normalstellung

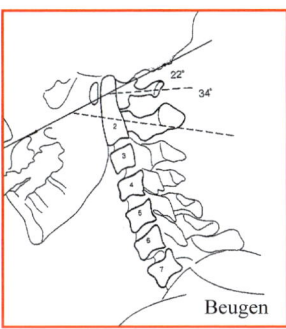

Beugen

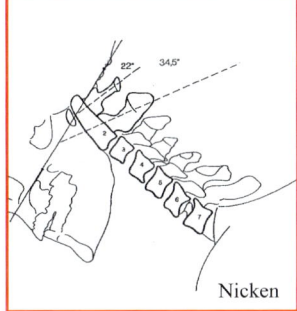

Nicken

Grundlage der Röntgen-Funktions-Analyse ist die Vermessung und Auswertung von Röntgen-Funktions-Aufnahmen des Schädels und der ganzen Halswirbelsäule in genau seitlicher Darstellung in normaler Kopfhaltung, Nickstellung, äußerster Vorbeugung und äußerster Rückwärtsbeugung.

Dazu werden u.a. Hilfslinien jeweils vom Ende des harten Gaumens ❶ an die äußere Schädelwölbung ❷ und von der Mitte des vorderen Bogens zur Mitte des hinteren Bogens des 1. Halswirbels gezogen (C1) sowie von der Mitte des Querfortsatzes des 2. Halswirbels zur Mitte der hinteren Rückenmarksbegrenzung am Dornfortsatz des 2. Halswirbels (C2).

Die Linien **C1** und **C2** bilden mit der Grundlinie **C0** Winkel, welche die Stellung des 1. Halswirbels in bezug auf das Hinterhaupt sowie die Stellung des 2. Halswirbels in bezug auf den 1. Halswirbel und das Hinterhaupt in vier Kopfhaltungen zeigen (drei davon zeigen die vorstehenden Abbildungen: Normalstellung, Beugen, Nicken).

Durch Vergleich dieser Winkel von der Normalstellung zur Beugung, von der Normalstellung zum Nicken und vom Nicken zur Beugung lassen sich die Bewegungen des Genicks beurteilen: Je kleiner der Unterschied der Winkel zueinander, desto geringer die Beweglichkeit des Genicks.

Zufall

Wie ein Röntgenbild Licht ins Dunkel brachte

Auf der Suche nach den akuten Problemen wäre ich vermutlich noch lange im Dunkeln getappt, wäre mir nicht der Zufall ins Haus gekommen in Gestalt eines zwölfjährigen Mädchens.

Das hatte jeden Tag, spätestens jeden zweiten Tag einen Migräne-Anfall, manchmal auch zwei Anfälle innerhalb eines Tages. So was ist extrem selten. Es passt auch nicht ganz in die strenge Einordnung der Migräne nach internationaler Klassifikation. Also kein schulmäßiger Fall. Aber den sehen Schmerztherapeuten sowieso eher selten bis gar nicht.

Dieses Mädchen hatte also fast jeden Tag einen Anfall. Folglich musste auf ihren Röntgenbildern irgendwas zu sehen sein. Seit der Kollege damals den Vortrag über die Atlas-Therapie gehalten und mir danach meinen »notleidenden« Kopf wieder eingerichtet hatte, war ich absolut überzeugt davon, dass Migräne etwas mit dem ersten Halswirbel, sprich Atlas, zu tun haben musste.

Und tatsächlich zeigte das Röntgenbild des Mädchens in der sogenannten HWS-a.p.-Aufnahme (Kopf und Hals von vorn fotografiert) eine Dreh-Fehlstellung des ersten Halswirbels und eine erzwungene Seitneigung des Kopfes zur Anfallsseite. Der erste Halswirbel hatte sich verklemmt, ein akutes Problem aus Sicht des Genicks. ➔➔

Nun könnte man einwenden, dass dies vielleicht ein Zufall, vielleicht eine der vielen Varianten war, die uns die Natur tagtäglich präsentiert. Also nichts von wirklichem Krankheitswert, erst recht nichts, was in Zusammenhang mit der Migräne des Mädchens entstanden war oder die Migräne des Mädchens auf den Weg gebracht oder noch gewagter: Was die Migräne des Mädchens verursacht hatte. Diese Einwände mussten entkräftet werden.

**Halswirbelsäule mit Schädel von vorn
während eines Migräne-Anfalls** (Beispiel 1)

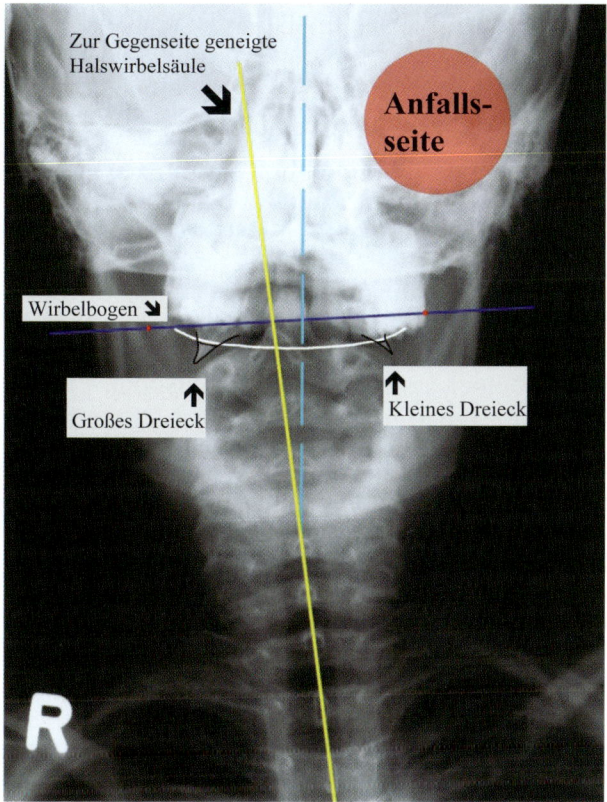

Zur Gegenseite geneigte
Halswirbelsäule

**Anfalls-
seite**

Wirbelbogen

Großes Dreieck

Kleines Dreieck

R

Fehlstellung des ersten Halswirbels in Rechtsdrehung, erkennbar an
dem deutlich größeren Dreieck rechts gegenüber dem kleineren
Dreieck links. Die ungleichen Dreiecke entstehen, wenn bei einer
Drehung der erste Halswirbel über den gewölbten Schultern des zweiten Halswirbels zum Beispiel mit der rechten Seite nach vorn und mit
der linken nach hinten rutscht. Der Wirbelbogen des ersten Halswirbels »schneidet« dann im Röntgenbild aus den seitlichen Teilen des
ersten Halswirbels rechts das größere und links das kleinere Dreieck
heraus.
Die erzwungene Seitneigung des Kopfes zur Anfallsseite, die hier
durch eine willkürliche Neigung der Halswirbelsäule zur Gegenseite
korrigiert wurde, zeigt, dass der erste Halswirbel in der Dreh-Fehlstellung eingeklemmt und damit bewegungsstarr war.

Ich durchsuchte mein Röntgenarchiv. Gab es weitere Fälle mit gleichartigen Befunden? Hatte ich diese Befunde nur übersehen?

Vom Ausgang der Sucherei hing in diesem Augenblick unglaublich viel ab. Wenn ich nichts gefunden hätte, hätte ich einpacken können. Etwas anderes hätte mir schwerlich einfallen oder, wie ich heute weiß, auch nicht begegnen können.

Denn in der Tat, ich fand die Befunde. Sie waren von Patienten, die ebenfalls im Anfall geröntgt wurden. Das war zu einem Zeitpunkt, zu dem ich überhaupt noch nicht daran dachte, auf weitere Veränderungen im Genick zu achten.

Ich war noch ganz auf die chronischen Probleme des Genicks mit den Bewegungsausfällen beim Nicken und Beugen fixiert. Außerdem waren die Befunde auch nicht ganz so spektakulär wie die bei dem Mädchen. Das kann man übrigens ganz gut selbst beurteilen, wenn man sich die Aufnahme auf der gegenüberliegenden Seite anschaut. Die Ähnlichkeit mit der des Mädchens ist nicht zu übersehen.

Das ist schon ein eigenartiges Gefühl: Da hast Du etwas entdeckt, was nach deiner Überzeugung ein Riesending ist, stehst mit einem Mal in völligem Gegensatz zu allen gängigen Lehrmeinungen weltweit.

Du denkst, das muss doch der Nobelpreis sein und fühlst dich im gleichen Augenblick doch ganz armselig, weil du die Zusammenhänge überhaupt noch nicht begriffen hast.

Die Zusammenhänge zwischen einer vielleicht ganz eindrucksvollen Röntgenaufnahme, die ein vielleicht ganz eindrucksvolles Akutproblem des Genicks zeigt, aber nicht die geringste Spur von Migräne, und dem Migräne-Anfall selbst mit den Schmerzen, der Übelkeit, dem Erbrechen und den ganzen anderen Begleiterscheinungen.

**Hinter-
gründe**

**Halswirbelsäule mit Schädel von vorn
während eines Migräne-Anfalls** (Beispiel 2)

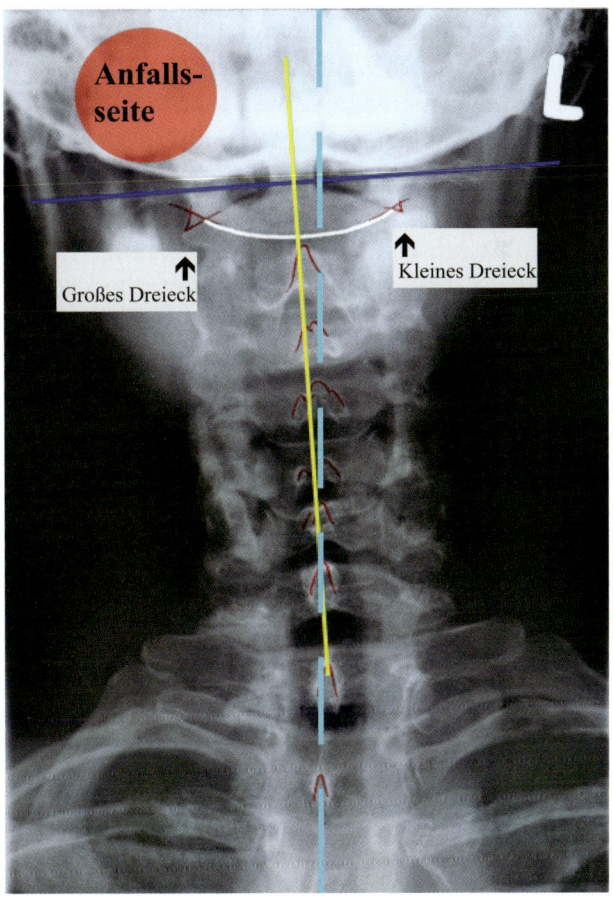

Fehlstellung des ersten Halswirbels in Rechtsdrehung.
Auch in diesem Beispiel wieder erkennbar an dem deutlich größeren
Dreieck rechts gegenüber dem kleineren Dreieck links.
Gleichfalls gut sichtbar die erzwungene Seitneigung des Kopfes und in
diesem Fall auch der ganzen Halswirbelsäule zur Anfallsseite.

Studie

Röntgen-Bilder bei Migräne und anderen Kopfschmerzen

Wenn einer was beweisen will in der Wissenschaft, macht er eine Studie. Also blieb ich auf den Spuren der Wissenschaft und machte über meine »nobelpreisverdächtige« Entdeckung eine Studie. Wie schon zuvor erwähnt, wurden dazu 278 Fälle mit chronischem Kopfschmerz untersucht, darunter 169 Migräne-Patienten. Dabei konnten mit Hilfe der Röntgen-Funktions-Analyse der Halswirbelsäule Zusammenhänge zwischen Kopfschmerzen und Veränderungen im Bereich des Genicks aufgedeckt werden. ➜➜

- Migräne-Patienten hatten bis zu 92 Prozent ihrer Genick-Beweglichkeit verloren.
- Migräne-Patienten hatten zu 89 Prozent eine Dreh-Fehlstellung des ersten Halswirbels.
- Migräne-Patienten zeigten – im Anfall geröntgt – alle eine erzwungene Seitneigung des Kopfes bei gleichzeitiger Verkantung des ersten Halswirbels.

Diese Ergebnisse hatte ich im Grunde erwartet. Dass sie so deutlich ausfielen, hat mich dennoch überrascht. Jedenfalls war damit klar, dass ich bei dem jungen Mädchen nicht dem puren Zufall auf die Spur gekommen war. Zufällig daran war nur die Röntgenaufnahme im Anfall mit dem sehr deutlichen Befund.

Nach diesen Ergebnissen durfte vermutet werden:

- Migräne hängt mit einem akuten Bewegungsverlust des Genicks zusammen.
- Der Halbseitenschmerz hängt wahrscheinlich mit der erzwungenen Seitneigung des Kopfes zusammen.

Wie sich aus einem »akuten Genick« die Symptome einer Migräne entwickeln sollten, blieb allerdings auch nach den Ergebnissen der Kopfschmerz-Studie weiterhin rätselhaft.

Kopfschmerz-Studie (Auszug)

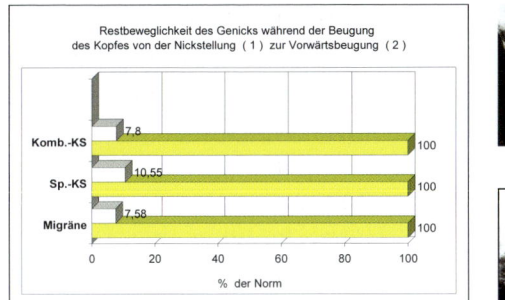

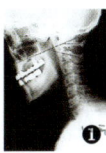

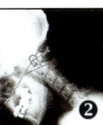

Bei allen Formen chronischen Kopfschmerzes war ein fast vollständi-
ger Verlust der Beugefähigkeit des Genicks von der Nickstellung ❶
zur Vorwärtsbeugung ❷ zu beobachten.

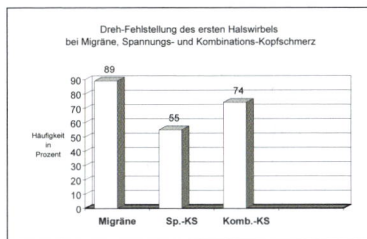

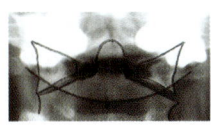

Drehfehlstellung
des ersten Halswirbels

Die Dreh-Fehlstellung des ersten Halswirbels kam bei Patienten mit
Migräne besonders häufig vor.

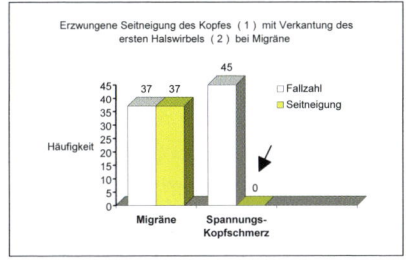

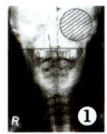

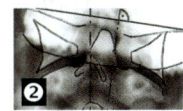

Während eines Migräne-Anfalls zeigten alle Patienten eine erzwungene Seitneigung des Kopfes ❶ mit Blockierung des ersten Halswirbels
in Dreh-Fehlstellung ❷, bei Patienten mit Spannungskopfschmerzen
sahen wir dies in keinem einzigen Fall (✔).

Beobachtungen

Wie Schulterprobleme Migräne auslösen

Ich will nicht verschweigen, dass ich therapeutisch schon bald größere Schritte tat.

Nach dem armen Teufel von vorhin kamen weitere Patienten, die ich nun mit Zuversicht behandelte. Ich hatte ja gesehen, dass ich mit meiner Therapie was erreichen konnte, wenn ich mich streng an meine eigenen Vorgaben hielt. Behandelt wurde nur die obere und mittlere Halswirbelsäule. Das funktionierte.

Natürlich hatte ich auch ausprobiert, nur die obere Halswirbelsäule zu behandeln. Aber das funktionierte nicht. Was eigentlich im nachhinein betrachtet auch nicht besonders verwunderlich war. Die anatomischen Verhältnisse dort oben sind sowohl von den Nerven als auch von den Muskeln her, die zum Beispiel den ersten Halswirbel bewegen, weiträumiger angelegt. Das geht über vier, fünf Etagen. Als ich das verstanden hatte, war ich mir sicher, dass ich jetzt alle chronischen Kopfschmerzen mit Erfolg behandeln konnte.

Damit hier keine Mißverständnisse entstehen: selbstverständlich nur solche Kopfschmerzen, die nichts mit Tumoren, Hirnblutungen, Mißbildungen, Hochdruck, Infektionen des Gehirns oder der Hirnhäute und ähnlichem zu tun hatten. Solche Möglichkeiten haben wir immer vorher ausgeschlossen.

Also, ich war mir sicher, ich könnte Spannungskopfschmerzen, die ganze Palette der verschiedenen Migräneformen und die Kombination aus Spannungskopfschmerz und Migräne erfolgreich behandeln. Anfangs schien dies auch absolut zu funktionieren. Dabei war vor allem die rückstandsfreie Durchbrechung von Migräne-Anfällen ein jederzeit beeindruckendes Schauspiel. Egal, ob es eine einfache oder eine komplizierte Migräne war.

Da war zum Beispiel die Geschichte der jungen Gärtnerin aus einem Dorf hier in der Nähe. Sie war zu mir gekommen wegen einer »einfachen« Migräne – Kopfweh, Übelkeit, Erbrechen, sonst nichts. Die hatte sie seit acht Jahren. Kein Problem, dachte ich, das hast du in drei, vier Wochen im Griff. Genauso kam's auch.

Eines Tages, das war so etwa nach acht, neun Wochen seit Therapieende an einem Samstagmorgen, rief mich ihre Mutter an, was sie denn tun solle, die Kleine sei nicht mehr bei sich – also bewusstlos. Sie sagte dann noch, das habe ihre Tochter früher öfter gehabt, im letzten Jahr aber nicht mehr. Davon hatte mir die Patientin nie etwas erzählt. Ich bat die Mutter, das Mädchen herüberzubringen. Eine halbe Stunde später trugen sie sie herein. Sie war nicht ansprechbar. Ein schneller Zuckertest förderte nichts Verdächtiges zutage. Äußerlich war nicht viel zu sehen, keine besondere Blässe, keine Verfärbung im Gesicht oder anderswo.

Weil die Mutter erzählt hatte, dass das früher öfter vorgekommen sei, habe ich einfach aus dem Gefühl heraus entschieden, einen Behandlungsversuch zu machen wie für einen Migräne-Anfall. Dazu brauchte ich normalerweise nur zehn Minuten. Das schien mir auch ohne vorherige eingehende Untersuchung vertretbar, denn dafür hätte ich zuviel Zeit gebraucht. Und wenn es funktionieren würde, hätte ich Zeit gewonnen.

Und es funktionierte tatsächlich. Zwei, drei Minuten nach Behandlungsende – das Mädchen saß noch auf dem Hocker vor mir, die Eltern hatten sie während der Behandlung gestützt – hob sie auf einmal den Kopf, schaute in die Runde und fragte verwundert, was wir denn mit ihr gemacht hätten. Sie wusste weder, wie sie hergekommen war, noch warum.

Ich hatte meine erste »Migraine accompagnée« erfolgreich behandelt, die wohl schwerste Form einer Migräne – abgesehen vom »Status migraenosus«, von dem man spricht, wenn die Migräne überhaupt nicht mehr aufhören will.

Solche Erlebnisse verführen zur Überheblichkeit. Bei mir war's damals grenzwertig. Vielleicht hätte ich abgehoben, wenn nicht zur rechten Zeit noch ein anderer Fall gekommen wäre.

Der Fall war weiblich, gut über 50 und hatte seit dem 18. Lebensjahr Migräne: rechtes Auge, rechte Schläfe, Übelkeit, Erbrechen, Niedergeschlagenheit, sonst nichts Aufregendes. Normalerweise überhaupt kein Problem. Wenn ein Anfall kam, wurde er durchbrochen, wie immer. Bei ihr nicht ganz wie immer: Am nächsten oder übernächsten Tag kam schon wieder ein Anfall. So war ich's nicht gewöhnt. In der ersten Behandlungswoche, schön. Aber danach – auch bei zwei bis drei Anfällen pro Woche vor Behandlungsbeginn – höchstens noch einer oder ein halber in der zweiten Woche, anschließend nichts mehr.

Es war anfangs ganz interessant, immer wieder beweisen zu können, dass ich jeden dieser Anfälle einfach mir nichts dir nichts auslöschen konnte. Aber ehrlich gesagt, das hat mir ziemlich bald keinen Spass mehr gemacht.

Die Untersuchungen zum Sachverhalt ergaben immer wieder dasselbe: Muskelhärten des Trapez-Muskels und des Schulterblatthebers. ➔➔ Die Patientin bekam einfach ihre Schultern nicht runter. Auf der Anfallsseite war's besonders katastrophal. Da half auch ein Stich ins Zentrum der Muskelhärten nicht viel. Ein paar Stunden später waren sie wieder da, die Härten, und kurz danach der Schmerz im Auge.

Nun muss man wissen: Der Schulterblattheber greift sich mit seiner kräftigsten Muskelzacke den Querfortsatz des

Schulterblattheber und Trapez-Muskel

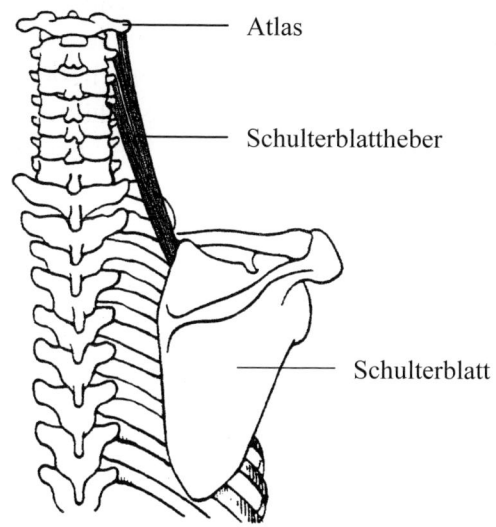

— Atlas

— Schulterblattheber

— Schulterblatt

Ansicht der Hals- und Brustwirbelsäule sowie der rechten Schulter von hinten mit Ursprung und Ansatz des Schulterblatthebers.

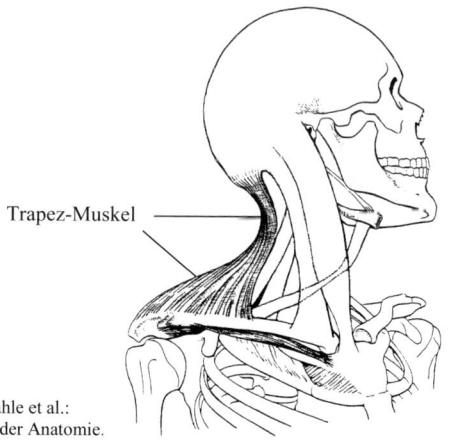

Trapez-Muskel —

Abb. nach Kahle et al.:
Taschenatlas der Anatomie.

Rechte Hals- und Nackenseite von schräg vorn mit Ursprung und Ansatz des oberen Teils des Trapez-Muskels (*Pars descendens*).

Atlas von schräg vorne und kann ihn an diesem Hebel in eine Dreh-Fehlstellung ziehen. Der Trapez-Muskel betätigt sich dabei als Komplize. Er zieht mit seinem oberen Teil die Schulter hoch und verstärkt damit die Wirkung. So wird dem Migräne-Anfall ein Weg bereitet.

Das wusste ich schon seit der Kopfschmerz-Studie. Also war unser »Kupferdächle« – so durften wir die Patientin nennen, weil sie immer kurze, meist kupfern gefärbte Haare trug – der wandelnde Beweis für die Richtigkeit meiner Annahme: Die Dreh-Fehlstellung des Atlas ist der Wegbereiter des »akuten Genicks«, das akute Genick aber offenbar die Anfalls-Ursache.

Das war in den Momenten der Anfalls-Besichtigung bei der Patientin leider der einzige Trost. Dem Problem zu Leibe zu rücken war leichter gesagt als getan. Klar war: Mit der routinemäßigen Migräne-Behandlung war bei diesem Fall nichts zu holen. Also mein erster Therapieversager ohne Wenn und Aber. Das wollte ich nicht einsehen müssen.

Wenn man nicht mehr weiterkommt mit der Behandlung des Körpers, versucht man's mit der Psyche. Das ist ein beliebtes Spiel, besonders in der Schulmedizin mit ihrer häufig noch unverrückbaren »Organverbundenheit«. Wie ich später noch zeigen werde, sollte man die arme Psyche nicht allzu oft strapazieren, sie hat es nicht verdient. Besser ist es da schon allemal, den eigenen Kopf zu strapazieren, um die nichtpsychischen Zusammenhänge zu begreifen.

Beim »Kupferdächle« schien ausnahmsweise einmal der Abstecher in psychische Gefilde sinnvoll. Also ließ ich sie mit ihrem ausdrücklichen Einverständnis von unserem Haus- und Hof-Psychologen, der neben seiner Diplom-Psychologie auch noch ein angesehenes Arztgeschäft betreibt, begutachten.

Ergebnis: Probleme mit den Problemen.

Der Psycho-Doktor zeigte ihr, wie man mit einem Problem umgeht, wie man sich die hausgemachten, selbstverschuldeten Probleme vom Leib hält und wie man mit den unvermeidlichen umgeht. Er zeigte ihr auch, wie man sich verlorengegangenes Selbstbewusstsein wieder zurückholt. Das ist das A und O für eine erfolgreiche Problembewältigung.

So gerüstet und aufgerichtet, blieben Trapez-Muskel und Schulterblattheber eine ganze Weile friedlich und ihre Migräne auch.

Dazu muss man wissen, dass der obere Teil des Trapez-Muskels von einem Hirnnerven bedient wird. Wenn der aktiv wird, wird der Trapez-Muskel angespannt.

Der Schulterblattheber wird über eine andere Nervenschleife mitaktiviert. Damit wird die Schulter hochgezogen. Wenn die Schulter dauernd hochgezogen wird, also im Schulterhochstand verbleibt, bleibt der Schulterblattheber angespannt. Spätestens dann gibt's Probleme mit der Atlas-Dreh-Fehlstellung. Und danach ziemlich sicher auch mit der Migräne.

Die ganze Geschichte stammt übrigens aus unserer entwicklungsgeschichtlichen Frühzeit. Das Hochziehen der Schulter schützt die leichtverletzlichen Weichteile des Halses, schützte unsere Vorfahren bisweilen vor dem Tod durch Verbluten: Hier läuft die Halsschlagader und die ist schnell leer gespritzt.

Weiter muss man wissen, dass der Hirnnerv, der den Trapez-Muskel in Gang bringt, der sogenannte »Accessorius«, mit dem für Stress-Fragen zuständigen »Vagus« zusammenhängt. Die Nervenkerne sind benachbart, manchmal gehen sie auch auseinander hervor, der Accessorius aus dem Vagus.

Einsichten

Wie Dauerstress Migräne erzeugt

Die Zusammenhänge im Bereich der Schulter muss man sich ungefähr so vorstellen:

- Der Trapez-Muskel wird vom Accessorius-Nerv angespannt. Der obere Teil des Trapez-Muskels zieht dabei die Schulter hoch. ➜➜
- Der Accessorius ist entwicklungsgeschichtlich ein Abkömmling des Vagus, der Vagus eine Art »Stressnerv«. Beide haben benachbarte Nervenkerne und Verbindungen untereinander. Manchmal geht ein Teil des Accessorius direkt aus dem Vagus hervor. Deshalb reagiert wohl auch der Accessorius auf Stress.
- Bei Stress wird vom Accessorius der obere Teil des Trapezius angespannt und damit die Schulter hochgezogen.
- Der Accessorius ist nur für Muskelbewegungen zuständig. Seine Muskeln – Trapezius und Sternocleidomastoideus (vorderer seitlicher Halsmuskel) – erhalten ihre empfindlichen Nervenfasern von den ersten drei Halsnerven (C1, C2, C3) – siehe untere Abbildung.
- Werden durch dauernde Muskelanspannung empfindliche Nervenfasern in der Muskulatur gereizt, entsteht Muskelschmerz.
- Der Muskelschmerz wird zum Rückenmark geleitet. Das Rückenmark zwingt die schon angespannten Muskeln zu noch mehr Anspannung oder hält ihre Anspannung aufrecht.
- Der Schulterblattheber wird von Ästen des (2.,) 3. und 4. Halsnerven (C3 und C4) bewegt (sein Hauptquellgebiet ist in der Regel ein Ast des 5. Halsnervs). Die Muskelzacke am Atlas wird vom vorderen Ast des 2. und 3. oder nur vom 3. Halsnerv bewegt.

• **Trapez-Muskel** (oberer Anteil)
• **Nervus accessorius und seine Halsnerven**

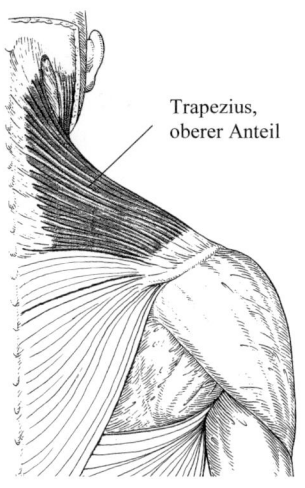

Trapezius,
oberer Anteil

Abb. nach Kahle et al.:
Taschenatlas der Anatomie.

Ansicht der rechten Nackenhälfte und Schulter von hinten mit Hervor-
hebung des Trapez-Muskels, oberer Anteil.

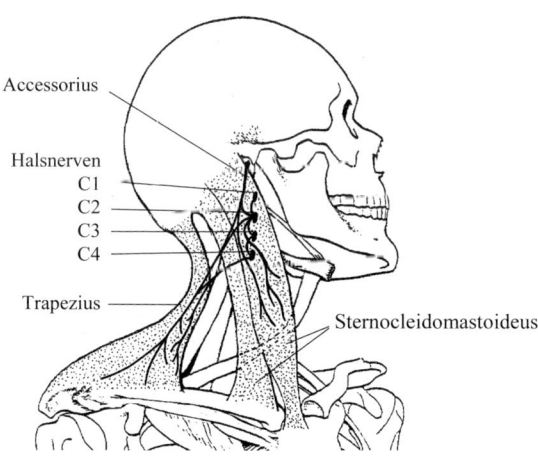

Accessorius

Halsnerven
C1
C2
C3
C4

Trapezius

Sternocleidomastoideus

Rechte Hals- und Nackenseite von schräg vorn mit Trapez-Muskel
und Sternocleidomastoideus (vorderer seitlicher Halsmuskel) und
deren Benervung.

Der zweite Halswirbel bildet zusammen mit dem ersten
Halswirbel den unteren Teil des Genicks. Wenn im Genick ein Problem entsteht, ist davon auch der 3. Halsnerv
betroffen, weil er den zweiten Halswirbel mitversorgt.

- Bei Problemen im Genick werden die empfindlichen
  Fasern der ersten drei Halsnerven gereizt. Das Rück-
  enmark antwortet mit Muskelanspannung.
- Über den (2. und) 3. Halsnerv wird dabei der Schul-
  terblattheber angespannt. Der zwingt den Atlas in seine
  Dreh-Fehlstellung und hält ihn darin fest. ➜➜

Weil das Rückenmark auf Schmerz oder andere starke
Sinneseindrücke – ich komme später darauf nochmal zu-
rück – immer mit Muskelanspannung reagiert, entsteht ein
Teufelskreis:

Die Schulter wird hochgezogen, das Genick bekommt Probleme, der Automat im Rückenmark hält die Schulter
oben (Trapez-Muskel), der Atlas kommt wegen der gleichzeitigen Aktivierung des Schulterblatthebers aus der Dreh-
Fehlstellung nicht mehr heraus.

Die Dreh-Fehlstellung des Atlas aber ist, wie wir wissen,
sehr wahrscheinlich einer der Wegbereiter der Migräne.
Erinnern wir uns: 89 Prozent aller Migräniker in der Kopfschmerz-Studie hatten diese Dreh-Fehlstellung.

Fassen wir zusammen:
Wer Stress und Probleme nicht in den Griff bekommt,
kann auch ganz schnell Probleme mit seiner Schulter bekommen. Dauerstress führt zur Daueranspannung des Trapez-Muskels und des Schulterblatthebers, diese wiederum
zur Dreh-Fehlstellung des Atlas. Die Dreh-Fehlstellung
bahnt dem »akuten Genick« den Weg und das akute Genick macht die Migräne.
So kann Dauerstress Migräne auslösen.

Dreh-Fehlstellung des Atlas
durch Dauer-Anspannung des Schulterblatthebers

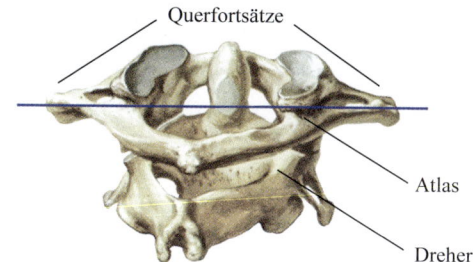

Bei gerader Kopfhaltung stehen die Querfortsätze des Atlas normalerweise waagrecht **(blaue Linie).**

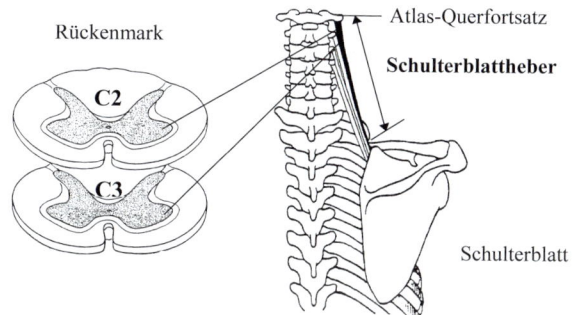

Durch Zug des Schulterblatthebers am Atlas-Querfortsatz wird der
Atlas nach hinten unten gezogen, dabei dreht er sich.

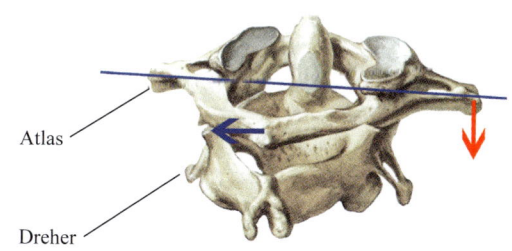

Der Atlas gleitet auf den gerundeten »Schultern« des Drehers (zweiter
Halswirbel). Während einer Drehung **(blauer Pfeil)** gerät er dadurch
in Schräglage **(blaue Linie).** Bei Dauer-Anspannung des Schulterblatthebers **(roter Pfeil)** verbleibt er in dieser Schräglage.

Neuigkeiten

Besonderheiten des Genicks

Dass vor einem Migräne-Anfall, erst recht aber während des Anfalls, der Trapez-Muskel und der Schulterblattheber verrückt spielen, haben wir gerade gesehen. Logisch wäre eigentlich auch, dass der vordere, seitliche Halsmuskel, der auf den schönen Namen »Sternocleidomastoideus«, kurz: »Sternocleido« hört, genauso spukt. Der wird nämlich, so steht es zumindest in den Lehrbüchern, vom selben Hirnnerven im Gang gebracht wie der Trapez-Muskel, nämlich vom Accessorius. ➔➔

Tatsächlich finden wir auch in schöner Regelmäßigkeit diesen Muskel in heller Aufregung, wenn ein Anfall läuft. Das Interessante daran: Praktisch immer nur auf der Anfallsseite.

Nun ist der Sternocleido kein absoluter Muskelprotz, aber offenbar stark genug, die erzwungene Seitneigung des Kopfes unter Anfallsbedingungen hauptsächlich zu veranstalten. Dabei helfen ihm zwar noch gelegentlich zwei bis drei andere äußere Halsmuskeln, die Scaleni, aber erst, wenn der Anfall schon ziemlich weit fortgeschritten ist. Die Scaleni werden von Halsnerven aus dem mittleren Stockwerk aktiviert. Und das ist, wie wir wissen, anfangs noch unbeteiligt. Ganz im Gegensatz zum Sternocleidomastoideus.

Der Sternocleido hätte ein Problem, wenn er nur seinen Accessorius hätte. Dann wüsste er nämlich gar nicht, was so alles läuft. Das bekommt er von den ersten drei Halsnerven mitgeteilt. Von ihnen bekommt er seine Sensibilität. Natürlich auch seine Schmerzempfindlichkeit, genauso wie der Trapez-Muskel. Wir haben das vorhin schon einmal anhand einer Grafik gezeigt.

Drückt man im Anfall den vorderen Muskelbauch des Sternocleido (siehe Zeichen O in der unteren Abbildung),

Vorderer seitlicher Halsmuskel
(*Musculus sternocleidomastoideus*)

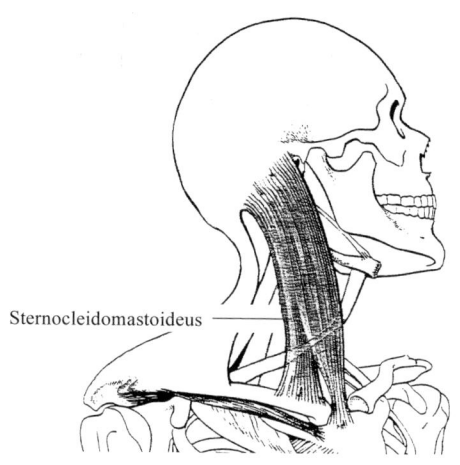

Sternocleidomastoideus

Ansicht von schräg vorn auf den vorderen seitlichen Halsmuskel
(*Musculus sternocleidomastoideus*).

Abb. nach Kahle et al.:
Taschenatlas der Anatomie.

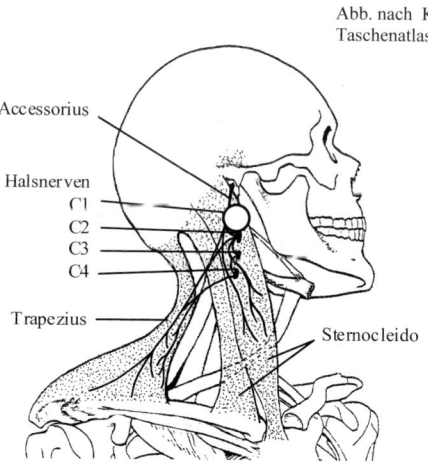

Accessorius

Halsnerven
C1
C2
C3
C4

Trapezius

Sternocleido

Ansicht von schräg vorn auf den vorderen seitlichen Halsmuskel
(*Sternocleido*) und seine Benervung mit Einzeichnung der Einstichstel-
le (O) zur Linderung von Schläfenschmerz im Migräne-Anfall.

so tut das sehr weh, aber nur auf der Anfallsseite. Piekt man in seinen Bauch hinein an einer Stelle, wo der Schmerz am stärksten ist, und spritzt ein wenig Lokalanästhetikum – also ein Mittel zur örtlichen Betäubung –, kann man zum Beispiel Anfallsschmerzen in der Schläfe lindern. Manchmal gehen sie danach auch ganz weg. Das geschieht am ehesten zu Beginn eines Anfalls. Der Schmerz im Auge kann auch besser werden, wenn er zuvor noch nicht allzu stark war.

Das Ganze läuft auf einer ziemlich komplizierten Schiene. Was dabei im Einzelnen passiert, ist noch weitgehend unklar. Auch das grobe Raster ist noch reichlich kompliziert und keineswegs in allen Teilen durch wissenschaftlich »harte Daten« gesichert.

Weil zum Verständnis der übrigen Zusammenhänge noch einige zusätzliche Informationen notwendig sind, müssen wir uns zunächst noch ein Stückchen weiter durch den Käse knabbern.

Ich hatte vorhin davon gesprochen, dass während eines Migräne-Anfalls der Sternocleido auf der Anfallsseite rebelliert. Das brachte mich auf eine andere Idee.

Ich schaute mir die beiden wichtigsten Vertreter der nach hinten oben verlaufenden Hinterhauptnerven einmal an. Dazu drückte ich im Migräne-Anfall auf die sogenannten Nervenaustrittspunkte. Die findet man beim Abtasten des Hinterkopfes in zwei kleinen Mulden rechts und links der Mitte, ➡️➡️ den großen Hinterhauptnerv mehr zur Mitte hin, den kleinen Hinterhauptnerv mehr seitlich. In den Mulden kommen die Nerven durch Muskellücken nach außen, weshalb die ganz Genauen lieber von Nervendurchtrittspunkten sprechen. Ist eigentlich auch egal, ob Nervenaustrittspunkte oder -durchtrittspunkte, Hauptsache, man findet sie überhaupt. Drückt man also im Anfall darauf, passiert Folgendes:

Hinterhauptnerven

Großer Hinterhauptnerv (*Nervus occipitalis major*)

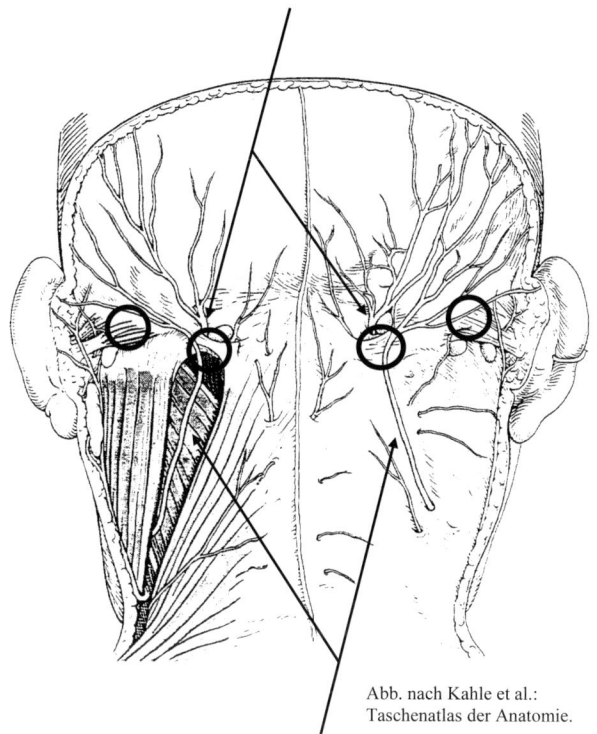

Abb. nach Kahle et al.:
Taschenatlas der Anatomie.

Kleiner Hinterhauptnerv (*Nervus occipitalis minor*)

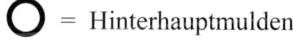 = Hinterhauptmulden

Ansicht von hinten auf den Nacken mit Darstellung von vier Hinterhauptnerven (Nervi occipitalis major und minor beiderseits), der
fünfte, unpaarige, in der Hinterhauptmitte verlaufende *Nervus occipitalis tertius*, ist nicht eingezeichnet.

- der kleine Hinterhauptnerv rebelliert auf der Anfallsseite, sein Gegenüber bleibt friedlich,
- der große Hinterhauptnerv bleibt auf beiden Seiten
  friedlich.

Wenn ich das so schreibe, darf man es nicht ganz wörtlich
nehmen. Ein bisschen ist nämlich auch der große Hinterhauptnerv beteiligt.

Wenn ein Anfall noch ganz frisch ist, stimmt die Aussage
allerdings auf den Punkt genau. Wenn sich ein Anfall erst
richtig »eingenistet« hat, dann mischt auch der große Hinterhauptnerv mit. Er bleibt aber im Vergleich zum kleinen
dennoch friedlicher. So weit, so gut. Aber was bringt's?

Für sich allein betrachtet eigentlich nicht viel.

Interessant wird die Geschichte erst, wenn man sich das
Ganze mal beim Spannungskopfschmerz anschaut.

Wenn der so richtig in Form und der Schmerz entsprechend schlimm ist und man dann denselben Test macht,
passiert folgendes:

- der kleine Hinterhauptnerv (Nervus occipitalis minor)
  bleibt auf beiden Seiten friedlich,
- der große Hinterhauptnerv (Nervus occipitalis major)
  rebelliert auf beiden Seiten.

Jetzt erscheint der Test von vorhin in einem anderen Licht.
Dazu muss man jedoch noch folgendes wissen:

Man unterscheidet bei den Rückenmarknerven vordere
(ventrale) und hintere (dorsale) Äste.

Der kleine Hinterhauptnerv ist der vordere Ast des zweiten
und dritten Halsnervs, der große Hinterhauptnerv ist der
hintere Ast des zweiten Halsnervs.

Das bedeutet im Ergebnis:

- Bei der Migräne werden vor allem vordere Halsnervenäste auf der Anfallsseite gereizt, hintere Äste bleiben dabei weitgehend unbehelligt.

• Beim Spannungskopfschmerz werden die hinteren Halsnervenäste beider Seiten gereizt, die vorderen Äste bleiben weitgehend unbehelligt.

Wie man von einem einzigen Nervenpärchen gleich auf die anderen schließen kann? Indem man andere Nerven unter gleichen Bedingungen untersucht. Das haben wir gemacht und kamen dabei zu grundsätzlich gleichen Ergebnissen.

Migräne und Spannungskopfschmerz unterscheiden sich also nicht nur durch ihr unterschiedliches Beschwerdemuster. Sie unterscheiden sich auch durch grundsätzlich unterschiedliche Reizmuster der Halsnerven.

Diese Feststellung ist für sich allein betrachtet noch nicht viel wert. Sie gewinnt für die Migräne erst an Bedeutung, wenn man sich die wechselseitigen Beziehungen der Nerven im Halsbereich anschaut. Dabei stellt man nämlich fest, dass die vorderen Äste der Halsnerven, allen voran die der ersten zwei bis drei, wichtige Verbindungen mit anderen, in der Nähe verlaufenden Nerven eingehen. Hintere Äste spielen dabei praktisch keine Rolle. Die Verbindungen der vorderen Halsnervenäste zu den Nerven ihrer Umgebung sind der Schlüssel zur Erklärung einer Reihe wichtiger Migräne-Symptome. Und das »akute Genick« spielt dabei eine zentrale Rolle.

Kommen wir nochmal auf den Sternocleido zurück, den vorderen seitlichen Halsmuskel. Der ist im Migräne-Anfall auf der Anfallsseite schmerzhaft angespannt. Sein Gegenüber ist nicht angespannt und schmerzt auch nicht. Der Sternocleido zieht bei einseitiger Anspannung den Kopf zur Seite und leicht nach vorn. Das genau war die Kopfhaltung, die wir bei dem jungen Mädchen gesehen haben, das fast jeden Tag einen Anfall hatte. Da befand sich im Röntgenbild gut erkennbar der Kopf in einer erzwungenen

Seitneigung zur Anfallsseite hin. Das ist im Anfall also das Werk des Sternocleido. Weiter haben wir bei dem Mädchen gesehen, dass der Atlas in einer Dreh-Fehlstellung stand, und zwar nach rechts. Das bedeutete, dass der rechte Querfortsatz des Atlas weiter vorn und der linke weiter hinten stand.

Wir haben vorhin gesehen, dass der Schulterblattheber den Atlas am Querfortsatz vorn seitlich fasst ❶. ➜➜ Wenn sich der Schulterblattheber anspannt ❷, zieht er den Atlas-Querfortsatz daher nach hinten unten ❸. Dabei dreht er ihn ❹. Die Drehung geht aus Sicht des Atlas in die Gegenrichtung. Der linke Schulterblattheber kann den Atlas also nach rechts drehen. Genau das haben wir bei dem Mädchen gesehen, die ihren Anfall auf der linken Seite hatte, wobei der Atlas rechtsgedreht war ❺.

Damit haben wir einen wichtigen, recht gut überschaubaren Mechanismus kennengelernt. Der erklärt uns, warum im Anfall der Kopf zur Anfallsseite hin geneigt und der Atlas dabei zur Gegenseite gedreht ist. Er entsteht aus dem Zusammenspiel des Sternocleido mit dem Levator scapulae – so heißt der Schulterblattheber in der Fachsprache.

Langsam fragt man sich natürlich: Wenn das so ist und wenn das bei allen Menschen so ist, warum bekommen von diesem Mechanismus nicht alle Menschen eine Migräne? Warum gibt es überhaupt nur gerade zehn, vielleicht auch zwölf Prozent Migräniker? Antwort: Weil nicht alle Menschen gleich gebaut sind und sich von innen mindestens genauso unterscheiden wie von außen. Von anderen, nicht körperlichen Einflüssen ganz zu schweigen. Der vorstehend skizzierte einfache Mechanismus ist natürlich nicht der einzig wirksame. Wenn wir uns noch paar andere Mechanismen ansehen, werden wir die ziemlich banal erscheinende Antwort »weil nicht alle Menschen

Dreh-Fehlstellung des Atlas
durch Dauer-Anspannung des Schulterblatthebers

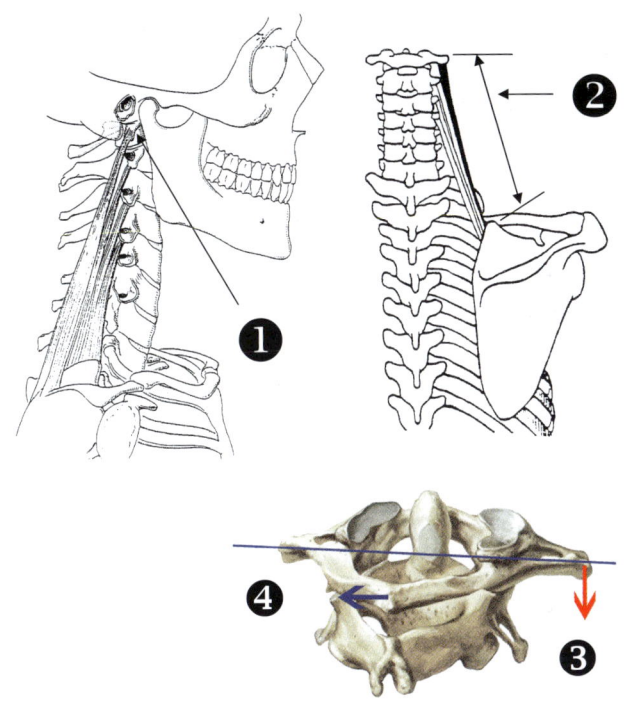

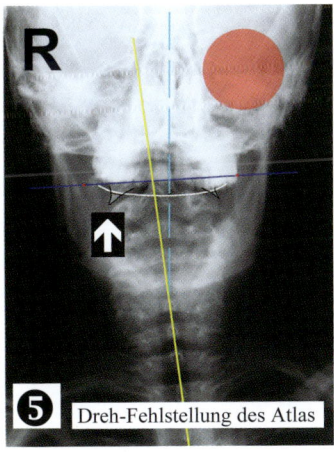

Das größere Dreieck (↑) auf der rechten Seite (**R**) zeigt in diesem Fall die Rechtsdrehung des Atlas an. (Siehe nebenstehende Abb.)

gleich gebaut sind« leichter verstehen können. Nehmen wir dazu ein einfaches Beispiel und bleiben bei der Atlas-Dreh-Fehlstellung.

Da gibt es bei etwa 30 Prozent der Menschen einen kleinen, kurzen Muskel, der vom Warzenfortsatz zum Atlas-Querfortsatz zieht. ➜➜ Der Warzenfortsatz ist ein Knochenvorsprung hinter dem Ohr, an dem auch unser Freund, der Sternocleido festgemacht ist. Auf jeder Seite gibt es je einen Warzenfortsatz. Der Atlas steht mit seinen beiden Querfortsätzen normalerweise vor den beiden Warzenfortsätzen. Die beiden kleinen Muskeln liegen dann genau dazwischen.

Wenn sich nun einer von denen anspannt, also verkürzt, zieht er den Atlas am Querfortsatz nach hinten in Richtung Warzenfortsatz. Das bedeutet, der linke kleine, auch »Atlantomastoideus« genannt, zieht den linken Querfortsatz nach hinten und dreht den Atlas dabei nach rechts. Und schon haben wir eine Atlas-Dreh-Fehlstellung. Aber eben nur bei höchstens 30 Prozent aller Menschen, denn nur soviele haben diesen kleinen Muskel. 70 Prozent aller Menschen können folglich davon niemals eine Dreh-Fehlstellung bekommen.

Ein weiteres Beispiel. Wir haben vorhin gesehen, dass die am Atlas befestigte Muskel-Zacke des Schulterblatthebers bei einem Problem im Genick über den (zweiten und) dritten Halsnervenast angesteuert und zur Anspannung gezwungen wird. Nun ist aber die Benervung der Atlas-Zacke des Schulterblatthebers aus C2 und C3 (das sind der 2. und 3. Halsnerv) keineswegs bei allen Menschen vorhanden. Die Muskel-Zacke am Atlas kann ebenfalls fehlen.

Wenn beides fehlt, ist eine Atlas-Dreh-Fehlstellung nicht möglich. Zumindest keine, die vom Schulterblattheber verursacht wäre. Bei diesen Menschen kann über den

- **Musculus atlantomastoideus**
- **Schulterblattheber** (*Musculus levator scapulae*)

Musculus atlantomastoideus (< 30%)

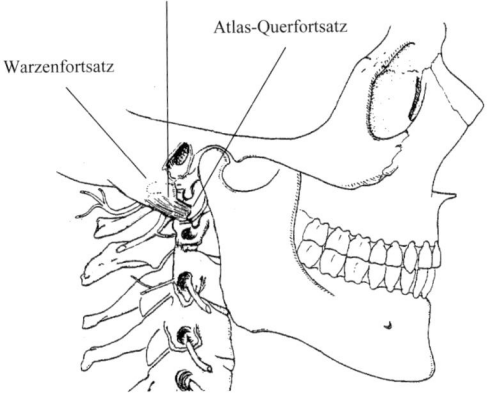

Seitliche Ansicht der oberen Halsregion von rechts mit Blick auf den
Musculus atlantomastoideus zwischen Warzenfortsatz und Atlas-
Querfortsatz. Dieser Muskel wurde bei anatomischen Untersuchungen
in knapp 30 Prozent der Fälle gefunden.

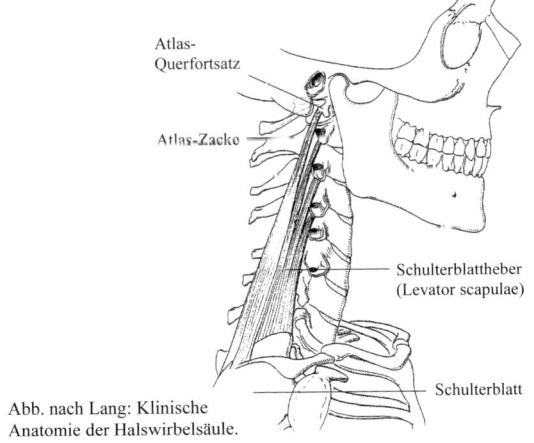

Abb. nach Lang: Klinische
Anatomie der Halswirbelsäule.

Seitliche Ansicht der Halswirbelsäule und der rechten Schulter mit
Ursprung und Ansatz des Schulterblatthebers.

Schulterhochstand demzufolge keine Migräne ausgelöst werden.

Es gibt auch Fälle, bei denen nur auf einer Seite eine Muskel-Zacke des Schulterblatthebers am Atlas festgestellt wurde. Auf der anderen Seite fehlte sie. Oder eine Muskel-Zacke war zwar vorhanden, aber wesentlich schwächer als auf der anderen Seite. Gut vorstellbar, dass unter solchen anatomischen Bedingungen auftretender Migräne-Kopfschmerz nie die Seite wechselt.

Das gleiche gilt auch für jene Fälle, bei denen auf einer Seite verhältnismäßig dicke Nerven zur Atlas-Zacke des Schulterblatthebers ziehen, während auf der anderen Seite gerade mal ein einziger dünner Nervenast zu finden ist. Entsprechend unterschiedlich ist die Kraftentfaltung beider Seiten.

Ob aus einer solchen Situation eine ausschließlich einseitige Migräne wird, ist eine andere Frage. Wenn jedoch weitere, gleichgerichtete Mechanismen hinzukommen, ist dies sehr wohl vorstellbar.

Haben oder nicht haben ist hier offenbar eine Frage der Vererbung. Dass Migräne auch vererbbar sein kann, darüber sind sich die meisten Forscher einig. Allerdings, was da im Einzelnen vererbt wird, ist mehr als umstritten. Das mag vor allem auch damit zusammenhängen, dass man bisher nur nach vererbbaren Mechanismen im Kopf gesucht hat sowie eventuell vererbbaren psychischen Verhaltensmustern.

Weil der bekannte Professor immer noch davon überzeugt ist, dass es »gesicherte Kenntnis ist, dass Migräne nichts mit der Halswirbelsäule zu tun« hat, kann er solch einfache – und obendrein noch einleuchtende – Mechanismen, wie sie im Bereich der Halswirbelsäule zu finden sind, natürlich nicht in Betracht ziehen. Davon gibt es, wie bereits erwähnt, noch sehr viel mehr.

Doch nun wieder zurück zu meinem Problem von vorhin, dem Therapieversager. Stichwort:»Kupferdächle«. Die Freude über die nicht mehr dauerhochgezogene Schulter und die damit ausbleibende Migräne hielt beim »Kupferdächle« nicht allzulange vor. Die Tochter hatte von einem, den niemand mochte außer ihr, ein Kind bekommen. Sie dachte, damit könnte sie seine Liebe zurückbekommen, die sie aber in Wahrheit nie besaß. Die beiden waren verheiratet, das Kind schien ihr die letzte Möglichkeit, die Ehe zu retten. Als das Kind schließlich da war, gab's noch mehr Streitereien als vorher. Diesmal um's Kind und seine Erziehung. Ein Jahr später ging die Ehe in die Brüche. Tochter bis über beide Ohren verschuldet, Vater zahlte keinen Pfennig; Kind war allein, Mutter musste arbeiten. Da hatte die Oma schon wieder ein Problem. Und mit dem Problem auch die Schulter und mit der Schulter auch die Migräne. Und ich meinen Therapieversager. Die Migräne-Anfälle kamen zwar nicht mehr so oft wie früher. Das war aber nur ein schwacher Trost. 25 Prozent von vorher sind immer noch 25 Prozent zuviel. Die Szene zeigt: Migräne hat durchaus etwas mit der Psyche zu tun. Genauer gesagt, mit Reaktionen des Körpers auf psychische Belastungen. Im vorliegenden Fall gehörten diese Belastungen sicher nicht zu den selbstverschuldeten. Das ändert leider nichts am Ergebnis. Wenn also so eine Beziehungskiste Migräne macht, dann ist Migräne offenbar doch nicht heilbar, Fragezeichen? Ein absolut berechtigter Einwand. Um die damit verbundene Frage beantworten zu können, müssen wir uns zuvor noch einen anderen Mechanismus im Bereich der Halswirbelsäule anschauen. Genauer gesagt, im Bereich des Genicks: die Muskeln, die den Atlas bewegen.

Wenn man 100 Mediziner fragen würde, wieviel Muskeln den Atlas denn bewegen, könnte man für die richtige Lösung ruhig eine Weltreise versprechen, bezahlen müsste man die wohl kaum: Sechsundzwanzig bis dreißig Muskeln bewegen den Atlas. Die aufzuzählen mit Ansatz, Ursprung und Benervung wäre natürlich völlig langweilig. Außerdem wollte ich ja auch kein Lehrbuch für Anatomie schreiben. Andererseits brauchen wir die Informationen schon, um weiterzukommen. Daher habe ich einfach auf den folgenden drei rechten Seiten eine tabellarische Auflistung der Atlas-Muskeln erstellt. ➜➜

Man fragt sich natürlich: Wozu braucht denn der Atlas so viele Muskeln, wo doch andere Wirbel mit weit weniger auskommen? Die meisten Wirbel müssen mit acht bis zehn Muskeln insgesamt schon sehr zufrieden sein. Antwort: Weil der Atlas ein ganz besonderer Wirbel ist. Er ist total anders gebaut als alle anderen, er wird interessanterweise auch anders benervt als alle anderen. Außer dem Dreher, das ist der nächstfolgende, zweite Halswirbel, gibt es überhaupt keinen beweglichen Wirbel mehr, der darüber hinaus noch vom Bauprinzip aller anderen abweichen würde. Alle anderen Wirbel sind im wesentlichen baugleich.

Zurück zum Atlas. Die Frage lautete: Warum ist der so anders als alle anderen? Antwort: Weil er den schweren Kopf tragen und balancieren muss. Schwerpunkt der Atlasarbeit ist das Balancieren. Übrigens kommt der Name »Atlas« für den Kopfträger auch nicht ganz von ungefähr. Vielmehr von jenem griechischen Helden, der vor ein paar tausend Jahren die Weltkugel auf seinen Schultern getragen hat. Sagt man.

Beim Kopfgewicht rechnet man mit rund einem Dreizehntel des Körpergewichts. Nehmen wir einen 75-Kilo-Mann

Atlas-Stellmuskulatur (1)

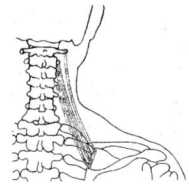

Name: **Benervung:**
Levator scapulae   Atlas-Zacke
                   des Muskels:
                   vordere Äste
                   von C2
                   und C3

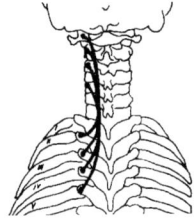

Name: **Benervung:**
Longissimus   Atlas-Zacke
cervicis   des Muskels:
                 hintere Äste
                 von C3
                 (und C4)

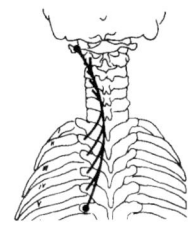

Name: **Benervung:**
Longissimus   Atlas-Zacke
capitis   des Muskels:
                 hinterer Ast
                 von C1

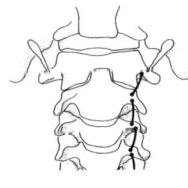

Name: **Benervung:**
Intertransversarii   zwischen C1
anteriores   und C2:
cervicis   vorderer Ast
                      von C1

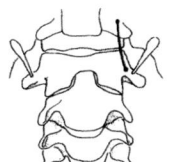

Name: **Benervung:**
Rectus capitis   vorderer Ast
anterior   von C1

mit Idealfigur und Idealgewicht, dann ist der zirka 182 Zentimeter groß und hat dabei ein Kopfgewicht von immerhin 5,77 Kilogramm.

Das mit der Idealfigur und dem Idealgewicht ist deshalb wichtig, weil natürlich der Kopf der kleinen dicken Oma nicht mit ihrer Leibesfülle mitgewachsen, demzufolge vielleicht nur mit 4,25 Kilogramm zu veranschlagen ist. Ähnlich geht es dem Bodybuilder von nebenan. Bevor der seine Muskeln draufgepackt hat, war er vielleicht eher ein kleiner Dürrspecht. Sein Kopfgewicht errechnet sich also auch nicht aus seinem gegenwärtigen Gewicht.

Ein Kopfgewicht zwischen vier und sechs Kilogramm sitzt also auf dem Atlas in zwei kleinen Gelenkschalen von der Form einer Bohne und einer Fläche von je zirka 1,5 bis 2 Quadratzentimetern. Wenn der Kopf immer schön waagrecht dort oben drauf säße, wär's wohl kein Problem für den Atlas. Den Gefallen tut der Kopf dem Atlas aber nicht. Die meiste Zeit des Tages hängt der Kopf mehr oder weniger nach vorne. Oder wird vorne »getragen«.

Das Problem ist die Feineinstellung des Kopfes auf einige Winkelminuten (!) genau. Wer in der Schule aufgepasst hat, weiß, wie klein eine Winkelminute ist und was da für eine Präzisionsarbeit erbracht werden muss. Klar, denkt sich da ein Techniker, ist doch gar kein Problem, das schafft ein modernes Steuergerät mit einem anständigen Schrittmotor im Kreuz doch auch. Stimmt. Nur unser Atlas leistet dies in allen möglichen Kopfhaltungen, nicht nur in der Waagrechten oder Senkrechten. Da muss unser schlauer Techniker schon etwas tiefer in seine Trickkiste greifen, um solche Präzisionseinstellungen nachzuahmen.

Kopf und Atlas bilden das obere Kopfgelenk, Atlas und Dreher das untere Kopfgelenk. Zusammen bilden sie das Genick. Die Beweglichkeit im Genick entspricht im Ergeb-

Hinter-
gründe

Atlas-Stellmuskulatur (2)

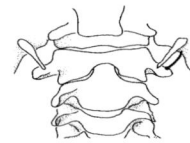

Name: **Benervung:**
Rectus capitis   vordere Äste
lateralis   von C1 und C2

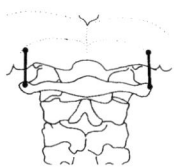

Name: **Benervung:**
Obliquus capitis   vorderer Ast
superior   von C1

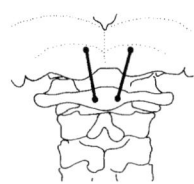

Name: **Benervung:**
Rectus capitis   hintere Äste
posterior minor   von C1 und C2

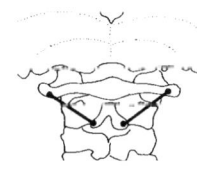

Name: **Benervung:**
Obliquus capitis   hintere Äste
inferior   von C1
                            und C2

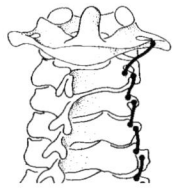

Name: **Benervung:**
Intertransversarii   Muskel
posteriores   zwischen
cervicis   C1 und C2:
                            hinterer Ast
                            von C2

nis dem eines Kardangelenks. Diesen Mechanismus gilt es, mit der oben angesprochenen Präzision zu beherrschen. Dafür braucht der Atlas seine 26 bis 30 Muskeln. Soweit, so klar. Nur wozu brauchen wir diese Präzision? Wie jedermann weiß, der sich für Sport interessiert, sind unsere Hochleistungssportler und Weltrekordler armselige Gestalten gegenüber den meisten Tieren. Ich will gar nicht so unfair sein und die Sprungleistung eines Flohs im Verhältnis zu dessen Körpergröße mit dem aktuellen Weitsprungweltrekord eines menschlichen Zweibeiners von knapp unter neun Metern im Verhältnis zu dessen Körpergröße zu vergleichen. Da genügt schon der Vergleich einer Raubkatze mit der Maximalgeschwindigkeit eines optimal trainierten Sprinters. Die Raubkatze rennt, wenn's sein muss, gut doppelt so schnell.

Denken wir uns ein paar Sekunden lang zurückversetzt in die frühe Steinzeit vor rund 30.000 Jahren, als wir weder Handfeuerwaffen noch Zielfernrohre hatten. Da gab es noch wesentlich mehr wilde Tiere in der Landschaft, darunter auch solche, die uns sehr konkret an's Fell wollten. Also war davonrennen gefragt.

Da wir aber damals nicht schneller rennen konnten als heute, war es für jedes anständige Raubtier kein besonderes Kunststück, uns zu fangen und zu fressen. Damit das nicht geschah, musste sich die Natur was einfallen lassen, sonst hätte es bald keine Menschen mehr gegeben. Die Lösung war ganz einfach: Schneller und genauer sehen als gesehen zu werden. Das hat funktioniert.

So wurde aus unserem Auge das beste Tagsichtgerät der Welt hinsichtlich Farbsehfähigkeit und Kontrastsichtfähigkeit.

So wurden wir zum »Augentier«. Natürlich nicht erst in der Steinzeit, sondern schon vor gut 500.000 Jahren mit langsamer Steigerung bis heute. Jetzt wird klar, warum wir

**Hinter-
gründe**

Atlas-Stellmuskulatur (3)

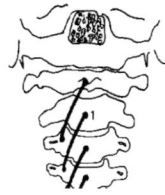

Name:
Longus colli,
pars cranialis

Benervung:
vorderer Ast
von C2

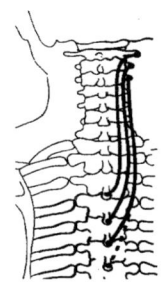

Name:
Splenius cervicis

Benervung:
Atlas-Zacke
des Muskels:
hinterer Ast
von C1

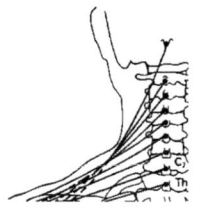

Name:
Trapezius,
pars descendens

Benervung:
Atlas-Zacke
des Muskels:
Accessorius
und vorderer
Ast von C2

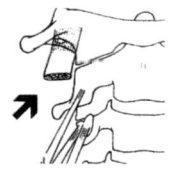

Name:
Scalenus medius
Häufigkeit: 60 %

Benervung:
Atlas-Zacke
des Muskels:
vorderer Ast
von C2

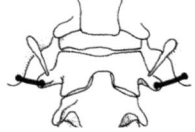

Name:
Atlantomastoideus
Häufigkeit: 30 %

Benervung:
vorderer Ast
von C1

die Präzisionseinstellung unseres Kopfes brauchen. Unser Präzisionsauge würde uns wenig nützen, wenn wir den Kopf nicht ebenso präzise dorthin ausrichten und in der Stellung halten könnten, wo wir das Ziel mit unserem Auge am besten sehen. Dieser Punkt befindet sich ziemlich genau in der Mitte des Augapfels.

Dort sehen wir am schärfsten. Dorthin müssen Kopf und Auge gedreht werden. Genauer gesagt: Kopf- und Augenmittelachsen müssen exakt auf das Blickziel ausgerichtet werden. Dafür braucht der Atlas nicht nur seine 26 bis 30 Stellmuskeln, sondern auch ein sehr gut ausgestattetes Nervengeflecht, damit diese Feinmechanik auch steuerungsmäßig bis in die letzte Kleinigkeit zuverlässig funktionieren kann.

Darum ist die Benervung des Genicks nicht nur enorm dicht, sondern auch enorm anders als sonstwo innerhalb der Wirbelsäule. Das begründet die Sonderstellung des Atlas und die Sonderstellung der Kopfgelenke.

Das untere Kopfgelenk zwischen Atlas und Dreher spielt dabei für uns heutige Menschen von seiten seiner Funktion eine etwas geringere Rolle.

Übrigens: Im frühen Embryonalstadium entwickelt sich aus dem 1. Halssegment (C1) das Zentralnervensystem nach oben (Schädel und Gehirn) und der Rest des Körpers nach unten. Die Nierenanlage stammt aus C1 und wandert wenig später in ihre beiden Nischen im Unterbauch unter Mitnahme von Nerven und Blutgefäßen. Die vielfältigen Wanderschaften der Organe von C1 aus bleiben natürlich nicht ganz ohne Auswirkungen. Manches Migränesymptom erscheint als Folge dieser Entwicklung. Doch das ist ein anderes Thema.

Halt. Beim Stichwort Entwicklung müssen wir noch einen anderen Gesichtspunkt betrachten.

Der Atlas bildet mit den Hinterhauptshöckern der Schädel-

basis die Nickgelenke, auch »obere Kopfgelenke« genannt. Die Hinterhauptshöcker sitzen in den beiden etwa
gleich großen und annähernd gleich geformten, bohnen-
förmigen Gelenkschalen des Atlas.

Diese Gelenkschalen haben, wie gesagt, beim Menschen
eine Fläche von weniger als zwei Quadratzentimetern pro
Schale und dabei ein Kopfgewicht von rund vier bis sechs
Kilo zu tragen.

Bei den uns nahestehenden Säugetieren, den Menschen-
affen, sind die Gelenkschalen viel größer im Vergleich zu
ihrem Kopfgewicht. Noch deutlicher fällt dieser Vergleich
bei den entwicklungsgeschichtlich weiter entfernten Katzen aus. Das heißt, der Mensch mit seinem verhältnismäßig größten Kopf hat so ziemlich die kleinsten Kopfgelenke.

Solange der Kopf auf dem Atlas getragen wird und nicht
davor, ist das biomechanisch gesehen überhaupt kein Problem. Da wir in der Regel aber den Schwerpunkt des Kopfes nicht über, sondern mehrere Zentimeter vor den Kopfgelenken balancieren, spielt deren Größe schon eine Rolle.
Wir halten ja den Kopf oft stundenlang vorgestreckt. Also
eine dauerhaft unzweckmäßige Gelenkbelastung. Kräftigere Muskeln wachsen uns dafür aber nicht. So werden
auf Dauer nicht nur Gelenke und Bänder strapaziert, sondern vor allem die Halsmuskeln überfordert. Das gibt natürlich Probleme.

Übrigens hat das Kopfgewicht der Menschen in den In
dustrieländern in den letzten 50 Jahren um rund zehn Prozent zugenommen. Die Muskelmasse des Halses nicht.
Das gibt natürlich auch Probleme.

Beziehungen

Die Benervung des Genicks und seiner Umgebung

Die Benervung der Atlasmuskulatur sieht ungefähr so aus:
- Die Benervung erfolgt zu 60 Prozent aus vorderen und zu 40 Prozent aus hinteren Ästen der oberen Halsnerven.
- Bis auf einen Muskel werden alle anderen Atlasmuskeln von den ersten beiden Halsnerven C1 und/oder C2 benervt (C steht dabei für Cervical – also »Hals-«, 1 steht für den ersten, 2 für den zweiten Halsnerv).

Was hat das mit Migräne zu tun, was mit dem geheimnisvollen Mechanismus, mit dem psychische Belastungen Migräne auslösen?

Für sich alleine betrachtet noch gar nichts.

Wenn man sich zum Beispiel die Benervung des Atlas anschaut, kommt schon etwas mehr Licht ins Dunkel. Der wird nämlich als einziger Wirbel der gesamten Wirbelsäule nur von vorderen Halsnerven-Ästen benervt. Genauer gesagt von C1 und C2, also vom ersten und vom zweiten Halsnerv.

Das bedeutet, dass auch das obere Kopfgelenk nur von vorderen Halsnervenästen benervt wird. Der vordere und mittlere Teil des Drehers einschließlich der drei Gelenke, die mit dem Atlas zusammen das untere Kopfgelenk bilden, wird ebenfalls nur von vorderen Ästen der oberen Halsnerven benervt, und zwar von C2 und C3. Das heißt, das Genick wird ausschließlich von vorderen Ästen der ersten drei Halsnerven benervt. ➔➔

Also werden sämtliche Informationen aus dem Genick, erst recht natürlich Informationen über Probleme innerhalb des Genicks, ausschließlich über die vorderen Äste der Halsnerven C1 bis C3 transportiert.

Und jetzt kommt's:

Die empfindliche Benervung von Atlas und Genick

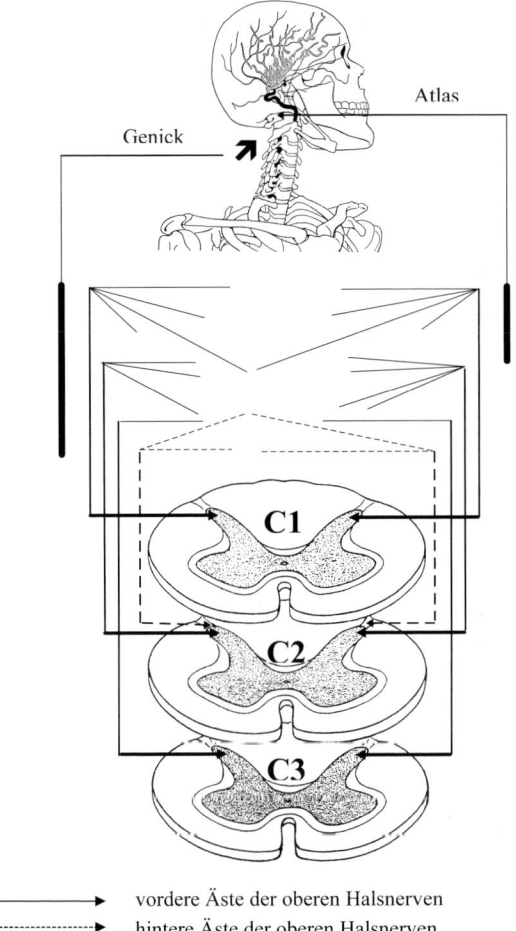

—————▶ vordere Äste der oberen Halsnerven

------------▶ hintere Äste der oberen Halsnerven

Der obere Teil des Atlas, der zusammen mit den Hinterhauptshöckern der äußeren Schädelbasis die oberen Kopfgelenke bildet, wird nur von vorderen Ästen aus C1 benervt, der untere Teil, der zusammen mit dem Dreher (zweiter Halswirbel) die unteren Kopfgelenke bildet, wird ebenfalls nur von vorderen Ästen aus C2 benervt, ebenso wie der obere Teil des Drehers. Der untere Teil des Drehers wird auch von vorderen Ästen benervt (C2 und C3), lediglich der Dornfortsatz des Drehers wird von hinteren Ästen aus C2 benervt. Obere und untere Kopfgelenke bilden das Genick.

Nur die vorderen Äste der Halsnerven C1 bis C3 unterhalten Verbindungen zu Hirnnerven, die an der Entstehung von Migräne-Symptomen beteiligt sind: Trigeminus (Hirnnerv Nummer fünf, abgekürzt: römisch V), Glossopharyngeus (Hirnnerv Nummer neun, abgekürzt: römisch IX), Vagus (Hirnnerv Nummer zehn, abgekürzt: römisch X), Accessorius (Hirnnerv Nummer elf, abgekürzt: römisch XI) und Hypoglossus (Hirnnerv Nummer zwölf, abgekürzt: römisch XII). Außerdem unterhalten nur die vorderen Äste der ersten drei (bis vier) Halsnerven Verbindungen zu einem der wichtigsten Nervenknoten der Region: dem Ganglion cervicale superius. Das Ganglion ist zuständig für die Durchblutung von Gehirn und Gesicht. Es ist der oberste Teil des sympathischen Grenzstrangs. Die Nervenverbindungen der ersten drei Halsnerven zu diesem Ganglion sind besonders eng und vielfältig gestaltet (siehe Abbildung Seite 69).

Stichwort: sympathischer Grenzstrang. Die Nervenfäden des sympathischen Grenzstrangs folgen den Blutgefäßen (Arterien) wie ein Spinnwebnetz in sämtliche Organe des Körpers. Der Grenzstrang steuert die Organdurchblutung: Muskulatur, Knochen, innere Organe, peripheres (äußeres) Nervensystem (Nerven werden auch durchblutet!), Rückenmark und zentrales Nervensystem (Gehirn). Der Grenzstrang liegt beiderseits der Wirbelsäule in unmittelbarer Nähe der Wirbelknochen und sieht aus wie eine Strickleiter. Er erhält seine Steuerbefehle direkt vom Rückenmark und ziemlich sicher auch von den Organen, deren Durchblutung er steuert.

Zurück zum Genick. Das Genick steht, wie gesagt, über die vorderen Äste der Halsnerven eins bis drei sowohl mit wichtigen Hirnnerven als auch mit dem Ganglion cervicale superius in Verbindung. Das aber ist *allein* zuständig für die arterielle Durchblutung von Gesicht und Gehirn. Arterielle Durchblutung heißt: Transport von Sauerstoff und Nährstoffen zu den Organen (hellrotes Blut fließt in dickwandigen Arterien).

Wenn das Genick Probleme hat oder Probleme bekommt, werden die empfindlichen Fasern der drei Halsnerven gereizt. Sie transportieren die Informationen über das Problem zum Rückenmark. Dort werden sie entweder direkt weitergeleitet oder verarbeitet und in Steuerbefehle umgesetzt. Die Weiterleitung der Informationen erfolgt zum Gesichtsnerv (Nervus trigeminus) und zum Vagus-Nerv. Ich werde auf die Zusammenhänge über die Weiterleitung von Informationen später noch zurückkommen. Die Steuerbefehle des Rückenmarks aus Informationen der ersten drei Halsnerven über Probleme im Genick gehen an das Ganglion cervicale superius und die Muskulatur der Umgebung.

Von den Verbindungen der ersten drei Halsnerven zu den übrigen Hirnnerven, die durch den Hals ziehen, ist die Nervenschleife zum Accessorius von Bedeutung. Der Accessorius erhält seine empfindliche Benervung aus den vorderen Ästen der ersten drei Halsnerven. Darüber habe ich bereits weiter vorn berichtet.

Weil das Ganglion cervicale superius für die Hirndurchblutung, die Durchblutung des Gesichts und natürlich auch die Durchblutung seiner unmittelbaren Umgebung im Bereich des Genicks eine zentrale Rolle spielt, müssen wir uns kurz noch mit einem anderen anatomisch wichtigen Zusammenhang beschäftigen.

Der größte Teil der Nervenfasern, die das Ganglion zu irgendwelchen Reaktionen veranlaßt, kommen aus der oberen Brustwirbelsäule, vor allem aus dem Bereich des ersten bis vierten, beziehungsweise fünften Brustwirbels.

Das heißt: Auch die obere Brustwirbelsäule beeinflußt über das Ganglion cervicale superius die Durchblutung von Gehirn und Gesicht. Eine sehr wichtige Feststellung, auf die ich später noch zurückkommen werde. Vorab soviel: Wir haben festgestellt, dass Menschen mit angeborenen oder erworbenen Fehlstellungen der Wirbel und Rippen im Bereich der oberen Brustwirbelsäule – vor allem Verbiegungen und Verdrehungen – besonders anfällig sind für migräneartige Kopfschmerzen im Bereich von Schläfe und Augen.

Außerdem scheint auch die Entstehung der Cluster-Kopfschmerzen mit akuten Veränderungen der oberen Brustwirbelsäule zusammenzuhängen. Cluster nennt man jene Kopfschmerzattacken, die bündelweise im Abstand von Stunden einseitig und minutenlang über die betroffenen Menschen herfallen. Bisher gab es über das Zustandekommen dieser Geißel des Kopfschmerzes nur sehr vage Vermutungen.

Wie stark das Ganglion cervicale superius mit den Hirnnerven und den ersten drei Halsnerven zusammenhängt, wird aus der nebenstehenden Grafik deutlich. ➜➜

Die auf dem Schema erkennbare verwirrende Vielfalt von Nervenverbindungen ist in Wahrheit noch viel größer. So kann das Schema nur einen groben Überblick über die tatsächlichen Verhältnisse geben, die in all ihren Einzelheiten noch gar nicht erforscht sind. Wichtigste Information: Die Durchblutung von Gehirn und Gesicht wird vom Ganglion gesteuert, beeinflußt wird die Steuerung aber von den Halsnerven (Genick) und von den durch den Hals ziehenden Hirnnerven.

Wie das Nervengeflecht um das Ganglion herum tatsächlich aussieht, zeigt beispielhaft die Abbildung auf Seite 69: Anatomisches Präparat eines Menschen, Halsbereich.

Nervenverbindungen

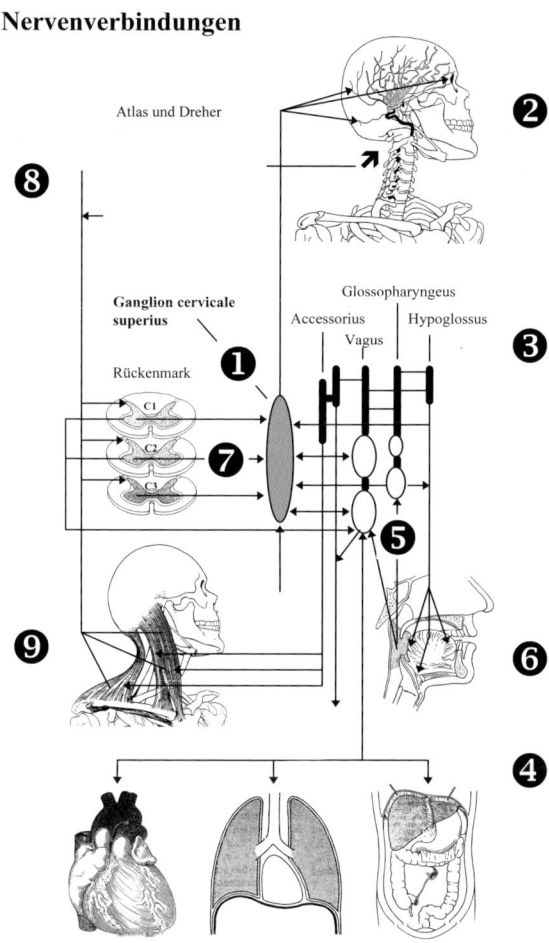

Das **Ganglion cervicale superius** ❶ steuert die Durchblutung von
Gesicht und Gehirn ❷. Es unterhält Nervenverbindungen zu den
Hirnnerven: Glossopharyngeus und Hypoglossus und besonders inten-
sive Verbindungen zum Vagus ❸. Der Vagus benervt Herz, Lunge,
Magen und Darm ❹, der Glossopharyngeus Rachen und Schlund ❺,
der Hypoglossus die Zungenmuskeln ❻. Das Ganglion cervicale
superius ❶ unterhält außerdem wichtige Nervenverbindungen zu den
ersten drei Halsnerven C1, C2, C3 ❼, deren empfindliche Nervenbahnen vom Genick (Schädelbasis, Atlas und Dreher) ❽ sowie aus
Teilen der Hals- und Nackenmuskulatur stammen ❾. Die Nervenverbindungen des Ganglion zu den ersten drei Halsnerven beeinflussen die Durchblutung von Gesicht und Gehirn.

Das Ganglion cervicale superius ist ein überwiegend spindelförmiger Nervenknoten knapp unterhalb der Schädelbasis beiderseits der Halswirbelsäule in Höhe des ersten und zweiten Halswirbels. ➜➜
Das Ganglion reguliert, wie bereits mehrfach betont, die Durchblutung von Gesicht und Gehirn. Exclusiv. Wenn einzelne Nervenfasern des Ganglions aktiviert werden, wird die Blutzufuhr in bestimmten Arterien des Gehirns oder zum Beispiel zum Auge gedrosselt. Daraus können nach unseren Beobachtungen Hinteraugenschmerz und Sehstörungen während eines Migräne-Anfalls entstehen. Sobald man nämlich das Ganglion mit einem örtlichen Betäubungsmittel blockiert, verschwinden die Erscheinungen innerhalb weniger Minuten.
Die Aktivierung des Ganglions erfolgt über das Rückenmark. Dabei spielen die vorderen Äste der ersten drei Halsnerven (C1, C2, C3) offenbar eine wichtige Rolle. Sie unterhalten, wie aus der nebenstehenden Grafik deutlich wird, sehr enge Beziehungen zum Ganglion. Auffällig ist die Dicke dieser Nervenverbindungen, die zusammen genommen fast die Dicke der Fasern aus der oberen Brustwirbelsäule und tieferliegenden Grenzstrangganglien ausmacht, die in der vorliegenden Abbildung von unten in das Ganglion cervicale superius eintreten. Diese Faserdicke der ersten beiden Halsnerven (C1 und C2) zum Ganglion unterstreicht die Bedeutung dieser Nervenverbindungen. Das abgebildete anatomische Präparat stammt von einem 78 Jahre alten Mann. Beim Embryo sind die Nervenverbindungen der ersten drei Halsnerven zum Ganglion interessanterweise noch dicker.
Wir nutzen dies therapeutisch aus und blockieren die Aktivität des Ganglion cervicale superius durch Blockade der vorderen Äste der Halsnerven C1 und C2.

Ganglion cervicale superius
(anatomisches Präparat eines Menschen, Halsbereich)

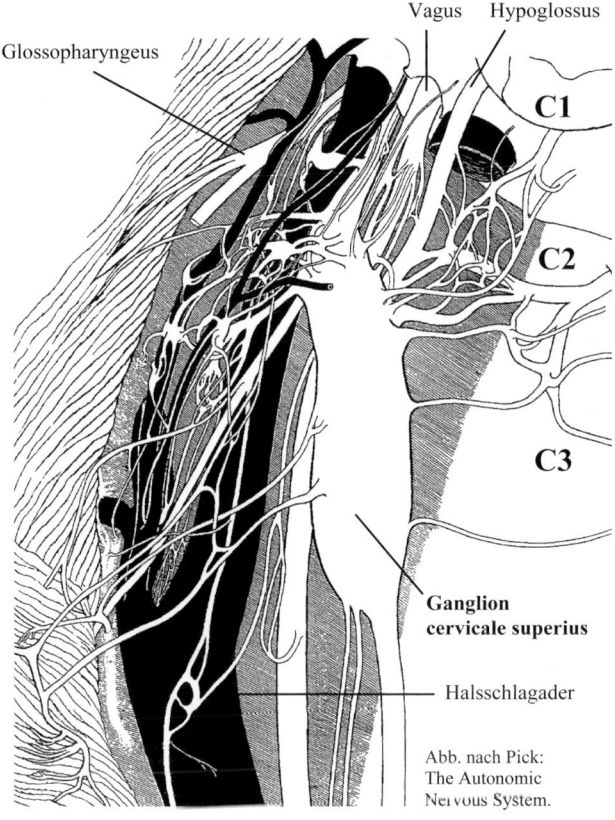

C1 = 1. Halsnerv, vorderer Ast
C2 = 2. Halsnerv, vorderer Ast
C3 = 3. Halsnerv, vorderer Ast

Das **Ganglion cervicale superius** liegt im vorderen Teil des Halses
knapp unterhalb der Schädelbasis in unmittelbarer Nähe zur Halswirbelsäule und den Halsnerven C1 bis C3 (rechter Bildrand!). Es ist ein
spindelförmiger Nervenknoten von ungefähr 2,5 Zentimetern Länge
und 0,5 Zentimetern Breite. Das Ganglion hat von Mensch zu Mensch
unterschiedliche Gestalt und unterschiedliche Benervung. Das rechte
und das linke Ganglion cervicale superius unterscheiden sich oft
beträchtlich sowohl in der äußeren Form als auch in der Benervung.

Akute Probleme im Genick führen durch Reizung der vorderen Äste der ersten drei Halsnerven zur Aktivierung des
Rückenmarks und des Ganglion cervicale superius.
Wie das im Prinzip funktioniert, zeigt das nebenstehende
Schema am Beispiel des zweiten Halsnerven C2 in stark
vereinfachter Darstellung. ➔➔
Danach werden Informationen aus der näheren oder weiteren Umgebung des Rückenmarks, zum Beispiel dem
Genick, zusammengeführt und erreichen ein »Schalt-Neuron«. Dieses Schalt-Neuron verteilt die Informationen
ähnlich wie eine Telefonvermittlung: Muskulatur, Ganglion cervicale superius, Gehirn, Rückenmarks-Etagen C1
und C3.
Von den Etagen C1 bis C3 aus wird immer das Ganglion
cervicale superius angesteuert. Außerdem die Muskulatur
des Genicks, darunter die 26 bis 30 Muskeln, die den Atlas
bewegen.
Wir sehen hier im Prinzip einen Teil der Automatik vor
uns, die den Kopf ausbalanciert und die Durchblutung von
Gesicht und Gehirn reguliert. Eine Automatik, die in ihrer
Reaktion von Zuflüssen aus dem Genick maßgeblich beeinflußt wird.
Kommen wir nochmal zurück zu den Hirnnerven, die
Verbindungen unterhalten zu den oberen Halsnerven. Da
ist zunächst einmal der Vagus. Den haben wir schon kurz
kennengelernt. Wir haben gesehen, dass er so eine Art
»Stressnerv« ist und mit dem Accessorius gemeinsame
Sache macht. »Stressnerv« ist natürlich kein wissenschaftlicher Begriff. Aber er kennzeichnet doch das Wesen des
Vagus recht gut. Sein Name verrät noch etwas: In »Vagus« steckt unser gutes deutsches Wort »Vagabund«. Also
einer, der umherzieht. Tut der Vagus. Vor allem im Ma-
gen-Darm-Bereich, in Herz, Lunge und Nieren ist er

**Hinter-
gründe**

Rückenmarksverschaltungen
Beispiel: Ebene C2

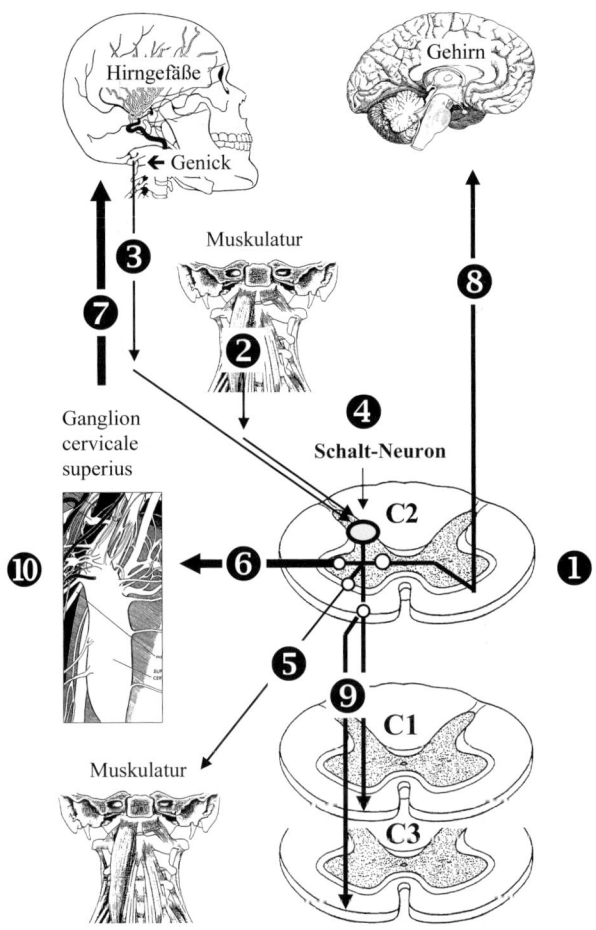

Das Rückenmark ❶ regelt Muskelarbeit und Durchblutung. Einlaufende Informationen aus Muskulatur ❷, Bändern und Gelenken ❸ werden in einem »Schalt-Neuron« ❹ verarbeitet. Das erteilt über sogenannte Zwischen-Neurone (⭘) Steuerbefehle an die Muskeln ❺ und die Nerven ❻ für die Blutflusssteuerung ❼, sowie Steuerbefehle zum Gehirn ❽ und an benachbarte Rückenmarksabschnitte ❾. In der Rückenmarksebene **C2** sind davon die Muskeln des Genicks, die Bänder und Gelenke im Genickbereich sowie das **Ganglion cervicale superius** ❿ betroffen und damit Teile der Blutflußsteuerung von Gesicht und Gehirn.

zugange, aber auch im Bereich von Ohr und Hirnhäuten. Am Herzen betätigt er sich als Bremser, im Darm als Antreiber. Wenn einer sich vor Angst in die Hosen macht, war's der Vagus. Wenn einer »vor Schreck« in Ohnmacht fällt, war's auch der Vagus. Wenn's jemandem schlecht wird, weil er zuviel oder was Falsches gegessen hat, vermittelt der Vagus die Information über die Probleme in Magen und Darm. Bei Magenkrämpfen ist auch der Vagus beteiligt. Außerdem macht er mit dem Sympathicus verschiedentlich gemeinsame Sache, vor allem im Halsbereich.

Der Vagus hat Verbindung zur Schleife zwischen den vorderen Ästen des ersten und zweiten Halsnerven. Informationen über Probleme im Genick können nach Umschaltung im Rückenmark offenbar über diese Schleife auf Vagus-Äste übertragen werden. Darauf werde ich nachher noch kurz zu sprechen kommen.

Der Glossopharyngeus ist der Zungen-Schlund-Nerv, ohne den die Kartoffel nicht heiß und der Zucker nicht süß wäre. Und ohne den beim Schlucken die Schlundmuskeln gar nicht wüßten, wo der Bissen gerade steckt, den sie Richtung Magen transportieren sollen. Wer manchmal ein Kloßgefühl im Hals verspürt, hat dies dem Glossopharyngeus zu verdanken. Wer Zungenbrennen beklagt, kann sich auch beim Glossopharyngeus bedanken.

Der Hypoglossus ist der Zungennerv, der die Zungenmuskeln und Muskeln unterhalb des Zungenbeins benervt. Ein ausschließlich motorischer Nerv, das heißt einer, der nur Muskulatur bewegt, aber keine empfindlichen Fasern hat. Er steht mit dem Glossopharyngeus, dem Vagus und mit dem Ganglion cervicale superius in Verbindung. Was dabei im einzelnen geschieht, ist meines Wissens noch nicht erforscht.

Wichtige Migräne-Symptome lassen sich anhand der geschilderten anatomischen Zusammenhänge und ihres Zusammenspiels im Rückenmark bereits grundsätzlich erklären, zum Beispiel Migräne-Schmerzen und die Begleitsymptome Übelkeit und Erbrechen.

Schmerzort Hinterkopf: Schmerz direkt von den schmerzleitenden Fasern der Halsnerven C2 und C3.

Schmerzorte Schläfe, Stirn, Auge: von den empfindlichen Fasern der vorderen Halsnervenäste C1 bis C3 nach Umschaltung im Rückenmark auf den Gesichtsnerv (Trigeminus). Diese Wechselbeziehung zwischen den vorderen Ästen der oberen Halsnerven und dem Gesichtsnerv haben wir bisher noch nicht besprochen. Ich werde dies ausführlich nachholen im Kapitel »Trittbrettfahrer« (Seite 76).

Hinteraugenschmerz und Sehstörungen: Drosselung der Blutzufuhr durch das Ganglion cervicale superius nach Reizung empfindlicher vorderer Halsnervenäste C1 bis C3, teilweise auch durch Reizung empfindlicher Nervenäste der oberen Brustwirbelsäule und Umschaltung auf sogenannte »präganglionäre Fasern« im Rückenmark (auf präganglionären Fasern werden Informationen zum Ganglion geleitet, die dort Schaltvorgänge auslösen, wodurch vor allem die Durchblutung gedrosselt wird).

Übelkeit: Wahrscheinlich durch Reizung von Vagus-Ästen aus der Schleife zwischen Vagus und den ersten beiden (vorderen) Halsnervenästen oder direkte Reizung des Brechzentrums infolge Drosselung der Sauerstoffzufuhr.

Erbrechen: Durch Verstärkung der Übelkeit Reizung des Brechzentrums im verlängerten Mark (oberer Ausläufer des Rückenmarks, unterster Teil des Gehirns).

Andere Begleitsymptome der Migräne gehen sehr wahrscheinlich ebenfalls auf das Konto des Ganglion cervicale superius. Doch davon später.

Lenken wir unsere Aufmerksamkeit kurz auf einen anatomisch sehr bemerkenswerten Sachverhalt in der Umgebung des Genicks: den ersten Halsnerven C1.
Der erste Halsnerv ist ein besonderer Typ im Vergleich zu den anderen beiden Halsnerven, die auch das Genick innervieren. Er hat keine sensiblen Fasern. Das heißt, in seinem Benervungsbereich kann's nicht weh tun. Das heißt natürlich auch: Wenn sich der erste Halswirbel verdreht und verkantet, tut das nicht weh. Jedenfalls nicht gleich. Wenn am Beginn einer Migräne schließlich doch das Genick weh tut, kommt der Schmerz nicht von C1, sondern aus der nächsten oder übernächsten Etage (C2 oder C3) – oberer Nacken und Schulter.
Das ist ein ziemlich wichtiger Punkt. Wenn nämlich einerseits behauptet wird, die Verdrehung und Verkantung des ersten Halswirbels führe zur Migräne, dann drängt sich natürlich schon die Frage auf: Warum merkt man das denn nicht gleich? Antwort: Weil es in der obersten Etage der Halswirbelsäule keine schmerzleitenden Nervenfasern gibt, kann auch eine Verdrehung oder Verkantung des ersten Halswirbels nicht gleich Schmerzen auslösen. Die Verkantung passiert ja zwischen Atlas und Schädelbasis, also im Bereich der oberen Kopfgelenke. Dieser Teil des Genicks wird nur von »propriozeptiven« Nervenfasern aus C1 benervt, nicht jedoch von schmerzleitenden (sensiblen) Nervenästen. Auf »propriozeptiven« Nervenfasern werden nur Informationen über die Stellung von Gelenken, den Spannungszustand von Sehnen und Muskeln sowie Berührungsreize aus Haut und Bindegewebe zum Rückenmark geleitet.
Die Sache mit den angeblich nicht vorhandenen sensiblen Nervenästen ist aber nur die halbe Wahrheit über den ersten Halsnerven.

Der erste Halsnerv hat nämlich doch einen sensiblen Ast.
Der geht in die hintere Schädelgrube an die dortigen Hirnhäute und nennt sich »Ramus meningeus«. Der zweite und
gelegentlich auch der dritte Halsnerv haben auch so einen
»Ramus meningeus«, den sie in die hintere Schädelgrube
zu den Hirnhäuten schicken. Das heißt, alle drei Halsnerven leiten Schmerzen aus der hinteren Schädelgrube
zum Rückenmark. Das heißt aber auch, dass jede Reizung
dieser Nervenäste auf ihrer gesamten Verlaufsstrecke zu
solchen Schmerzen führen kann.
Nun sollte man meinen, dass die Hirnhautäste der drei
Halsnerven auf dem kürzesten Weg durch das große Hinterhauptsloch in die hintere Schädelgrube ziehen. Tun sie
aber nicht. Sie machen verschiedene Umwege. Der häu-
figste Umweg geht über den zwölften Hirnnerv, den Hypoglossus. Die Hirnhautäste gehen in den Hypoglossus
rein und erreichen ihr Zielgebiet durch die Knochenöff-
nung in der Schädelbasis, die für den Hypoglossus bestimmt ist. Andere laufen über ein Knochenloch daneben
zur hinteren Schädelgrube. Einige nehmen aber auch den
direkten Weg über das große Hinterhauptsloch, wo auch
das Rückenmark reingeht – oder rauskommt, ganz wie
man's nimmt. Was welcher Hirnhautast tatsächlich macht,
ist von Mensch zu Mensch verschieden. Überhaupt: Der
Bauplan ihrer Nerven ist ebenso verschieden wie die Menschen selbst, innerlich und äußerlich.
Zu Beginn eines Kopfschmerzanfalls treten manchmal
Schmerzen auf, die von den Hirnhautästen kommen:
Handtellergroß im Hinterkopf, ein- oder doppelseitg, drü-
ckend, ziehend, pochend.
Übrigens: Dass Hirnhautäste der oberen drei Halsnerven
überhaupt in die hintere Schädelgrube ziehen, ist allgemein nicht so bekannt.

Trittbrettfahrer

Schmerzübertragung vom Genick bis ins Gesicht

Ohne den Trigeminus wäre der schönste Kuß nur eine Aktion ohne Gefühl. Bei ihm genauso wie bei ihr. Das Schöne am Trigeminus: Er vermittelt schöne Gefühle beim Küssen.
Beim Zahnarzt ist der Trigeminus auch mit im Spiel. Manchmal auch schon vorher. Wenn das Zahnweh größer wird als die Furcht vor dem Bohrer. Die Anwesenheit des Trigeminus ist da natürlich weniger schön. Aber leider ziemlich notwendig. Denn ohne den Schmerz im Zahn würde der glatt verfaulen und wir würden's gar nicht merken. Der Kieferhöhle ging's auch nicht viel besser. Da könnte Eiter aus der Nase laufen und wir wüßten gar nicht warum. Bei einer vereiterten Stirnhöhle könnte Eiter sogar ins Gehirn gelangen, ohne Vorwarnung. Das wäre nicht besonders gut für's Gehirn und könnte sogar das Leben kosten. Der Trigeminus spielt hier Lebensretter. Wegen der Schmerzen, die er auslöst, lange bevor es richtig gefährlich wird.
Der Trigeminus ist der fünfte und größte Hirnnerv mit dem längsten Nervenkerngebiet aller Hirnnerven. Es reicht vom Zwischenhirn bis ins obere Rückenmark. Der Trigeminus ist schon beim menschlichen Embryo ein ziemlich stattlicher Kerl. Seine Größe unterstreicht seine Bedeutung. Er benervt das ganze Gesicht sensibel und sensorisch, leitet also sämtliche Empfindungen von der Berührung über die Temperatur bis hin zum Schmerz. Den Namen »Drillingsnerv« (Nervus trigeminus) hat er von den drei mächtigen Hauptnervenstämmen, die aus einem großen Nervenknoten in der Schädelbasis austreten. Sie ziehen in Richtung Stirn und Augen sowie zum Ober- und zum Unterkiefer. ➔➔

**Hinter-
gründe**

Gesichtsnerv
(Nervus trigeminus)

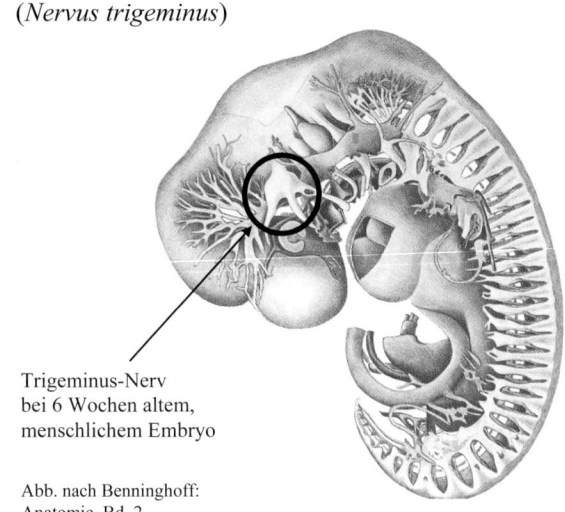

Trigeminus-Nerv
bei 6 Wochen altem,
menschlichem Embryo

Abb. nach Benninghoff:
Anatomie. Bd. 2

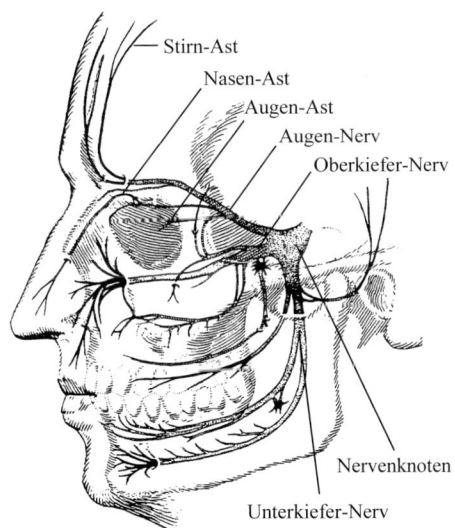

Stirn-Ast
Nasen-Ast
Augen-Ast
Augen-Nerv
Oberkiefer-Nerv

Nervenknoten

Unterkiefer-Nerv

Abb. nach Kahle et al.:
Taschenatlas der Anatomie.

Schema der Gesichtsnerven-Äste in halbdurchsichtiger Darstellung
der linken Gesichtshälfte.

Die drei Hauptnervenäste des Trigeminus decken das ganze Gesicht ab – vom obersten Teil der Stirn, wo Stirnbein und Scheitelbeine einander berühren, bis zum Unterkiefer. →→
Das Gesicht wird vom Trigeminus in drei Regionen aufgeteilt: Die Stirn-, Augen-, Nasenregion (Nervus ophthalmicus), die Schläfen-, Oberkieferregion (Nervus maxillaris) und die Unterkiefer-, Schläfenbeinregion (Nervus mandibularis). Dort enden die Nervenfasern, die vom »sensiblen Trigeminus-Kern« (Nucleus caudalis nervi trigemini) kommen. Der liegt mit seinem oberen Anteil im verlängerten Mark, sein unterer Anteil (Subnucleus caudalis nervi trigemini) endet im oberen Rückenmark – das verlängerte Mark ist der unterste Teil des Gehirns.
Schmerzen aus dem Gesicht werden also zunächst zum sensiblen Trigeminus-Kern transportiert. Von dort geht der Weg weiter zum »Thalamus«, einem großen Nerven-Kerngebiet mitten im Gehirn, wo die zentrale Schmerzverarbeitung liegt. »Zentrale Schmerzverarbeitung« bedeutet, dass dort einlaufende Informationen über Schmerzzustände innerhalb des Körpers sortiert und verteilt werden. Verteilt wird an die Zentren der automatischen Reaktion und Regulation und an die Schmerzprojektionsareale der Großhirnrinde.
»Schmerzprojektionsareale« liegen am Rand des Großhirns in der grauen Zone der Hirnfalten, auch Rinde genannt, daher »Großhirnrinde«. »Projektionsareale« bedeutet, dass dorthin der Schmerz aus irgendeinem Teil des Körpers wie ein Dia auf eine Leinwand geworfen wird. So erhalten wir ein genaues Bild vom Schmerzort. Damit wissen wir nicht nur, dass ein Schmerz da ist, sondern auch, wo er ist. Zum Beispiel beim Migräne-Anfall im Auge oder in der Schläfe.

**Hinter-
gründe**

Gesichtsnerv (*Nervus trigeminus*)
Schmerzprojektion

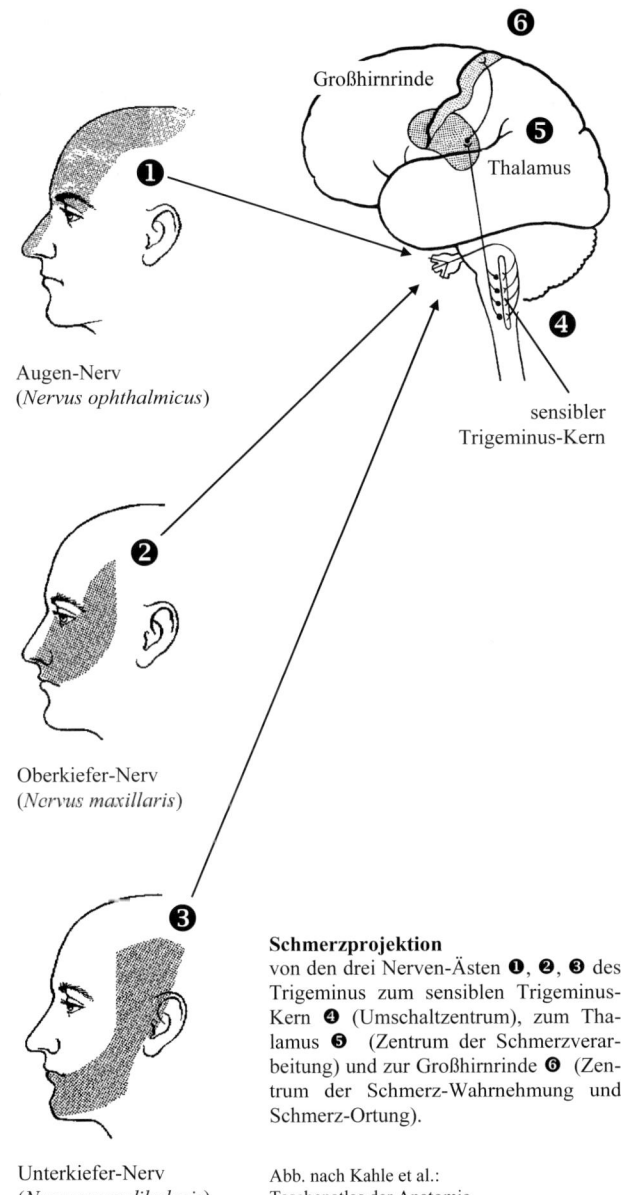

Großhirnrinde

❻

❺

Thalamus

❶

Augen-Nerv
(*Nervus ophthalmicus*)

sensibler
Trigeminus-Kern

❹

❷

Oberkiefer-Nerv
(*Nervus maxillaris*)

❸

Schmerzprojektion
von den drei Nerven-Ästen ❶, ❷, ❸ des
Trigeminus zum sensiblen Trigeminus-
Kern ❹ (Umschaltzentrum), zum Thalamus ❺ (Zentrum der Schmerzverarbeitung) und zur Großhirnrinde ❻ (Zentrum der Schmerz-Wahrnehmung und
Schmerz-Ortung).

Unterkiefer-Nerv
(*Nervus mandibularis*)

Abb. nach Kahle et al.:
Taschenatlas der Anatomie.

Forscher haben herausgefunden, dass der spinale sensible Trigeminuskern das Gesicht in drei Zonen aufteilt: Mund-Nase, Augen-Nase-Wangen, Unterkiefer-Schläfen-Stirn.

Im Kerngebiet selbst gibt es dafür eine ziemlich scharfe Abgrenzung in einen oberen Anteil für die Mund-Nasenzone, einen mittleren für die Augen-Nasen-Wangenzone und einen unteren Teil für die Unterkiefer-Schläfen-Stirnzone. Das Ganze nennt sich »Somatotopik«: Lagebeziehung von Körperteilen.

»Spinaler« sensibler Trigeminuskern bedeutet, dass dieses Nervenkerngebiet im Rückenmark liegt, genauer gesagt: im oberen Rückenmark in Höhe des ersten Halswirbels. Manchmal reicht es auch über die Grenze zwischen erstem und zweitem Halswirbel hinaus.

Auf der nebenstehenden Grafik wurden die Zonen als »Schmerzzonen des Gesichts« bezeichnet. Das ist natürlich nur eine Vereinfachung. Denn der Trigeminus leitet ja, wie wir wissen, nicht nur Schmerz, sondern mit seinen sensorischen Fasern auch alle anderen Empfindungen, zum Beispiel Temperatur und Berührung. Da wir es aber bei unserem Thema »Migräne« hauptsächlich mit Schmerzen zu tun haben, habe ich stellvertretend für die anderen Empfindungen den Schmerz herausgegriffen, daher den Begriff »Schmerzzonen« gewählt.

Bemerkenswert an der Lagebeziehung der Schmerzzonen ist, dass sie von den Benervungsgebieten der drei großen Trigeminus-Äste abweicht. Das heißt, die Zuordnung der einzelnen Nervenfasern wird vom Gesicht bis zum Rückenmark noch etwas umgekrempelt. Das geschieht wahrscheinlich im Ganglion trigeminale, dem großen Nervenknoten in der Schädelbasis, den wir vorhin kurz kennengelernt haben. Wir werden uns mit dieser Zuordnung gleich noch beschäftigen müssen.

Hinter-   **Sensibler Trigeminus-Kern**
gründe   Lagebeziehung der Gesichtsempfindungen im
              Rückenmarksteil des sensiblen Trigeminus-Kerns

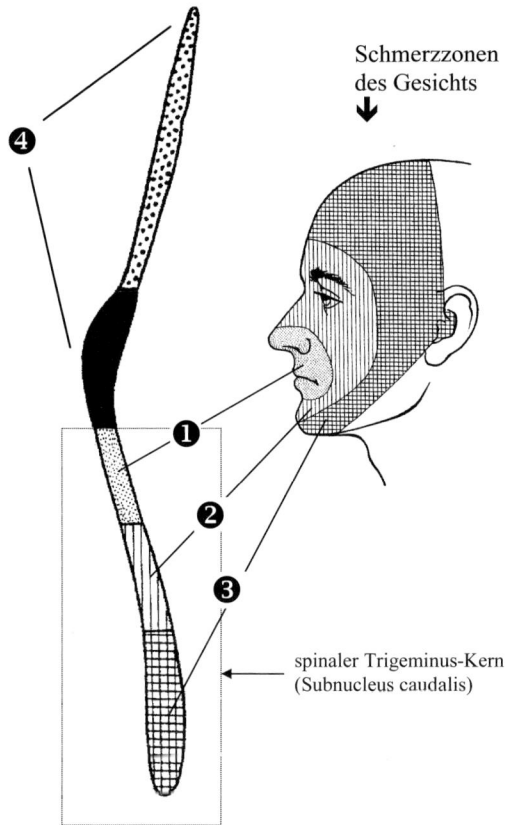

Abb. nach Kahle et al.:
Taschenatlas der Anatomie.

Der in das Rückenmark bis in Höhe der oberen Hälfte des zweiten
Halswirbels hinabreichende spinale Trigeminus-Kern (eingerahmte
Fläche) kann in drei Abschnitte eingeteilt werden. Der obere Ab-
schnitt ❶ enthält die Nerven für die Sinnesempfindungen der Mund-
Nasenzone. Der mittlere Abschnitt ❷ enthält die Nerven der Augen-
Nasen-Wangenzone und der untere Abschnitt ❸ die Nerven der
Unterkiefer-Schläfen-Stirnzone. Der obere, im verlängerten Mark
liegende Teil des spinalen Trigeminus-Kerns ❹ enthält Nerven, die
auch Sinnesempfindungen aus dem Nasen-Rachenraum leiten.

Ende der 60er und Anfang der 70er Jahre veröffentlichten amerikanische Forscher Versuchsergebnisse an Katzen. Sie hatten herausgefunden, dass es im oberen Rückenmark zwischen den ersten drei bis vier (maximal fünf) Halsnerven und dem sensiblen Trigeminus-Kern direkte Nervenverbindungen gibt. ➜➜ Nach diesen Untersuchungen ziehen Nervenfasern vom Trigeminus-Kern zur Kernsäule der oberen Halsnerven und von der Kernsäule der oberen Halsnerven zum Trigeminus-Kern, also hin und her. Außerdem wurden Nervenfasern des Glossopharyngeus (neunter Hirnnerv) und des Vagus (zehnter Hirnnerv) im Rückenmarksteil des sensiblen Trigeminus-Kerns gefunden.

Nach den Beschreibungen der Versuchsergebnisse steht der erste Halsnerv nur in Verbindung zum unteren Teil des spinalen Trigeminus-Kerns. Das ist nach der Lagebeziehung der Benervung im Gesicht die Stirn-Schläfen-Unterkieferzone, nicht aber die Augen-Nasen-Wangenzone. Der zweite Halsnerv hat die intensivsten Beziehungen zu allen drei spinalen Kernteilen des Trigeminus, also zur ganzen Gesichtsfläche, der dritte Halsnerv auch, jedoch weniger intensiv.

Die Versuchsergebnisse wurden seither ohne besondere Erklärungsprobleme auf den Menschen übertragen. Auf die Frage:»Wie kommt ein Schmerz, der eindeutig nicht im Benervungsgebiet des Trigeminus entstanden sein konnte, doch dorthin?«, lautete nun die Antwort:»Über die zentralen Nervenverbindungen der ersten drei Halsnerven mit dem Trigeminus.« Sie sind die wahrscheinlich wichtigste Schiene für die Schmerzprojektion bei der Migräne: Stirn, Schläfe, Auge aus C1 und C2. Der Trigeminus ist also der Trittbrettfahrer des akuten Genicks, das ja vor allem von C1 und C2 benervt wird.

Beziehung des sensiblen Trigeminus-Kerns
zu den Halsnerven C1 - C3
und den Hirnnerven IX und X

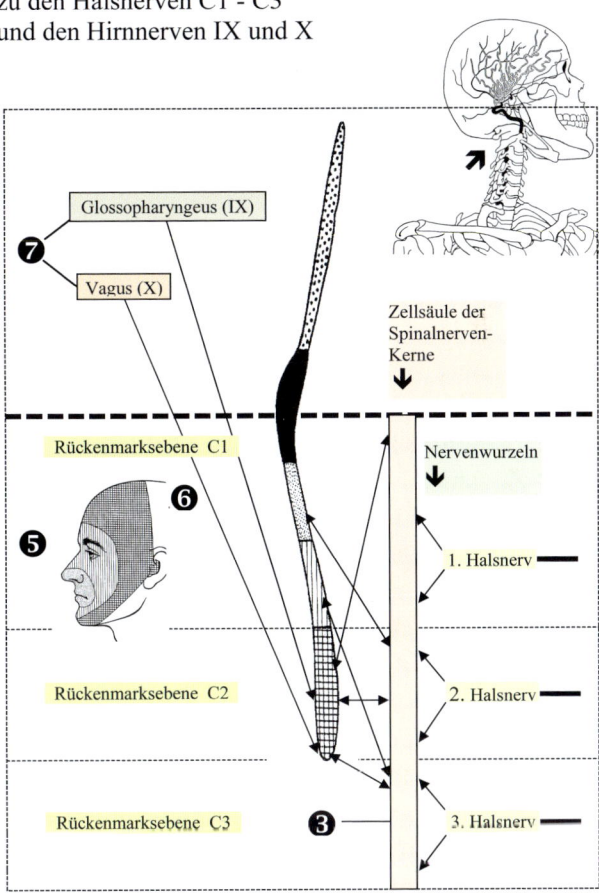

Im oberen Rückenmark gibt es in Höhe des ersten (und zweiten)
Halswirbels direkte Nervenverbindungen ❶ zwischen dem Gesichtsnerven ❷ und den ersten drei (bis fünf) Halsnerven ❸. Das hat zur
Folge, dass zum Beispiel Probleme im Genick ❹, Schmerzen im
Gesicht ❺ und Probleme im Bereich der Kiefergelenke ❻ Schmer-
zen und Muskelverspannungen von Hals und Nacken hervorrufen
können. Die Nervenverbindungen zwischen dem Gesichtsnerv ❷ und
den oberen Halsnerven ❸ sind für die Ursachenerkennung und Be-
handlung von Kopf- und Gesichtsschmerzen von außerordentlicher
Bedeutung. Die Verbindungen der Hirnnerven Glossopharyngeus und
Vagus ❼ zum Gesichtsnerven ❷ sind für Begleitsymptome von
Kopf- und Gesichtsschmerzen bedeutsam.

Spione

Empfindliche Nervenenden – Fühler der Migräne

Einer stolpert, fällt aber nicht. Warum? Weil er stolpern gelernt hat, als er vom Krabbeln zum Laufen kam. Das hat gut drei Monate gedauert. 500 Mal oder öfter ist er dabei auf die Nase gefallen. Anfangs dauernd, später seltener. Seither kann er stolpern, ohne zu fallen: Rückenmarks-gesteuerter Bewegungsablauf im Millisekundenbereich auf der Grundlage rückenmarksgespeicherter Programme. Wie beim Computer, nur ein bisschen komplizierter und ein bisschen fehlerfreier.

Wenn man's genau nimmt, stolpert man nicht rücken-marks-gesteuert, sondern rückenmarks-geregelt. Damit ein Regler arbeiten kann, braucht er Informationen über sämt-liche Zustände, die er beeinflussen soll. Beim Stolpern brauchen die Rückenmarksregler Informationen über Deh-nung, Spannung, Zug und Druck im Bereich der Sehnen, Bänder und Gelenke sowie zusätzlich über Spannung, Dehnung und Verkürzungsgeschwindigkeit der Musku-latur. Vom Kopf bis zu den Füßen und innerhalb von Mil-lisekunden.

Nerven selbst können weder sehen noch riechen noch messen. Dafür gibt es Spezialisten. Die sieht man nur mit dem Mikroskop oder Elektronenmikroskop. Technisch sind sie auf dem allerneuesten Stand. Genauer gesagt, die meisten unserer Messvorrichtungen und Messköpfe sehen ziemlich alt aus gegenüber den Spionen am Ende einer jeden sensorischen, Reiz leitenden Nervenfaser. Die vom Menschenhirn »erfundene« Technik ist entweder von der Natur abgekupfert oder ihr in fast allen Belangen unterle-gen, von Größe und Gewicht ganz zu schweigen. Die Spione an den Nervenenden werden »Rezeptoren« (Reiz-empfangsorgane) genannt. ➜➜

Rezeptoren (1)

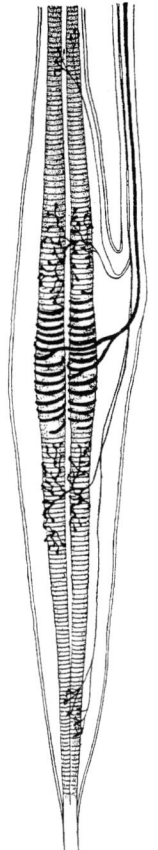 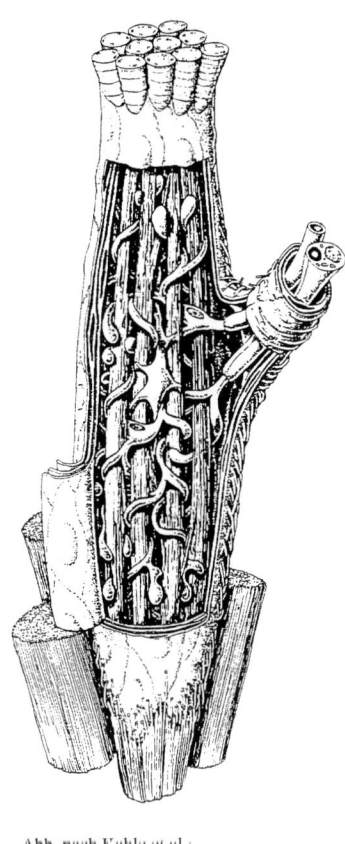

Abb. nach Kahle et al.:
Taschenatlas der Anatomie.

Muskelspindeln
2–10 mm lang,
0,2 mm dick.
Funktion:
Dehnungsrezeptoren.
Aktivierung nur bei Mus-
kelstreckung, Anzahl der
Spindeln in kleinen Mus-
keln und in »Haltemus-
keln« besonders hoch,
hohe Spindeldichte im
Muskel-Sehnen-Bereich.

Sehnenorgane
1,6 mm lang,
Durchmesser bis 0,12 mm.
Funktion:
Dehnungsrezeptoren.
Aktivierung bei Muskelanspannung.
Impulse der Sehnenorgane hemmen
die Motoneuronen (Nerven für die
Muskeltätigkeit) im Rückenmark
und verhindern so Überdehnung
oder übermäßige Kontraktion (Zu-
sammenziehung) des Muskels.

Wie schon gesagt, Rezeptoren sind Spezialisten. Für ihre Spezialaufgabe sind sie eigens »konstruiert«, wie die Abbildungen auf den Seiten 85, 87 und 89 erkennen lassen. Das Interessante daran: Wenn man z.b. Druckrezeptoren ➔➔ reizt, entsteht immer ein Druckgefühl, auch dann, wenn im Bereich der Druckrezeptoren gar kein Druck erzeugt wurde.

So entsteht etwa durch elektrische Reizung über die Haut wie bei der »Transcutanen elektrischen Nerven-Stimulation« (TENS) unter den Reizelektroden erst ein Kribbelgefühl (Reizung von Vibrationsrezeptoren) und danach ein Druckgefühl, sofern man die Stromstärke langsam weiter erhöht (TENS wird übrigens auch zur Migränebehandlung eingesetzt, um z.b. Schläfen- oder Nackenschmerzen zu behandeln).

Auch durch punktförmigen Druck auf Schmerzrezeptoren kann man Schmerz auslösen. Aufträufeln von Zitronensaft auf eine kleine, kaum sichtbare Verletzung am Finger ruft dort ebenfalls Schmerzen hervor: Chemische Reizung von Schmerzrezeptoren. Wer »eine aufs Auge« bekommen hat, sieht Sternchen. Hier wird der abrupte Druckanstieg in den Sinneszellen des Auges, den Stäbchen und Zapfen, von der Sinneswahrnehmung im Gehirn zur »Sehstörung« umfunktioniert. Auch Sauerstoffnot erzeugt an schmerzleitenden Nerven Schmerz. Durch Anreicherung mit Kohlensäure wird das Gewebe sauer. Kalium wandert aus dem Zellinneren nach außen und reizt die Schmerzrezeptoren seiner Umgebung. Beispiel: Herzinfarkt, aber auch Migräne, doch davon später.

Aus diesen Beobachtungen wird eine wichtige Eigenschaft unseres Gehirns erkennbar: die »sinnesspezifische Informationsverarbeitung«. Die Art der Sinneswahrnehmung ist demnach allein davon abhängig, welcher Rezeptor-Typ gereizt wird.

Rezeptoren (2)

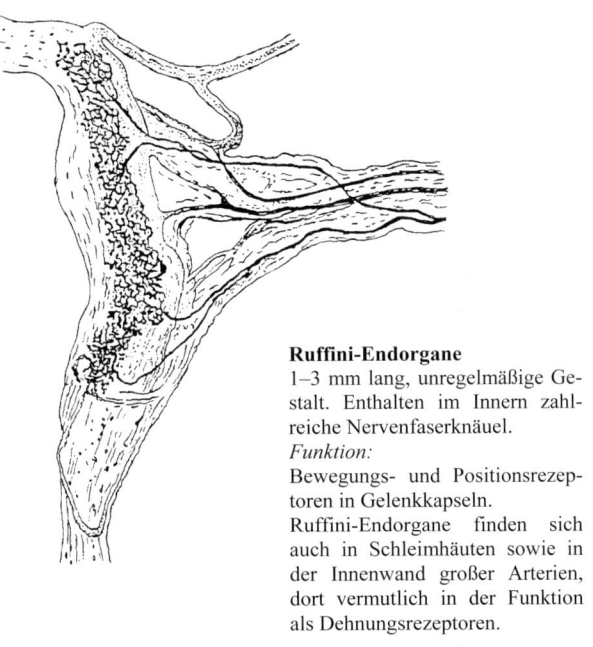

Ruffini-Endorgane
1–3 mm lang, unregelmäßige Gestalt. Enthalten im Innern zahl-
reiche Nervenfaserknäuel.
Funktion:
Bewegungs- und Positionsrezep-
toren in Gelenkkapseln.
Ruffini-Endorgane finden sich
auch in Schleimhäuten sowie in
der Innenwand großer Arterien,
dort vermutlich in der Funktion
als Dehnungsrezeptoren.

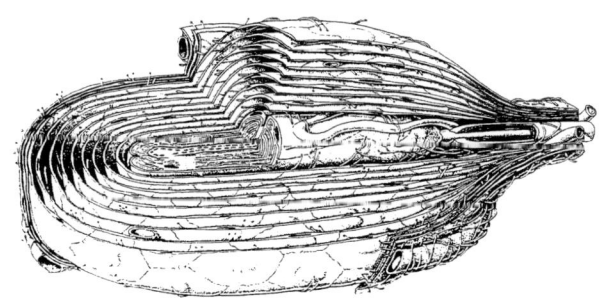

Abb. nach Kahle et al.:
Taschenatlas der Anatomie.

Pacini-Körperchen
Bis zu 4 mm lang. Ovale Körperchen im Inneren von Muskeln,
Sehnen und Gelenkkapseln sowie in Haut und Knochenhaut.
Funktion:
Druck- und Vibrationsrezeptoren. In Gelenkkapseln sind die Pacini-
Körperchen kleiner als in Muskeln und Sehnen.

Wir haben weiter vorn (siehe S. 71) gesehen, wie Informationen aus Genick ❸, Muskulatur ❷, Bändern und Gelenken zum Rückenmark transportiert und dort auf ein »Schalt-Neuron« ❹ übertragen werden. Diese Informationen stammen aus den Rezeptoren.

Man schätzt im Bereich des Genicks rund 3.000 bis 5.000 Rezeptoren pro Gramm Gewebe. Die Rezeptoren reagieren auf einen Reiz durch Erhöhung ihrer sogenannten »Ruhefrequenz«. Aus der Ruhefrequenz wird so die »Erregungsfrequenz«. Diese steigt mit Zunahme der Reizstärke an. Starke Reize erzeugen im Rezeptor also eine hohe Erregungsfrequenz, schwache Reize eine eher niedrige Erregungsfrequenz.

Wissenschaftliche Untersuchungen haben ergeben, dass die Ruhefrequenz von Schmerzrezeptoren ➔➔ bei etwa 25 Hertz (25 elektrische Aktionen des Rezeptors pro Sekunde) liegt, während die Erregungsfrequenz zwischen 300 und 500 Hertz beträgt, also das rund 15- bis 20fache der Ruhefrequenz.

Das heißt, ein stark gereizter Schmerzrezeptor in einem kranken Gewebe erzeugt im Rückenmark genausoviel »action« wie 20 ungereizte Schmerzrezeptoren aus einem gesunden Gewebe.

Im »Schalt-Neuron« werden, vereinfacht dargestellt, alle einlaufenden Informationen einer Stufe zusammengefasst beantwortet: »kumulative Informationsverarbeitung«. Das bedeutet, dass es nicht darauf ankommt, von welchen oder von wievielen Rezeptoren die Information stammt, sondern offenbar nur, wieviel Hertz insgesamt von allen Rezeptoren zusammen einlaufen. Die Reaktion des Schalt-Neurons läuft nach dem Alles-oder-Nichts-Prinzip ab. Unterhalb einer bestimmten, von Stufe zu Stufe durchaus unterschiedlichen Schwelle erfolgt keine Reaktion, oberhalb der Schwelle geht's zur Sache: Muskelanspannung

**Hinter-
gründe**

Rezeptoren (3)

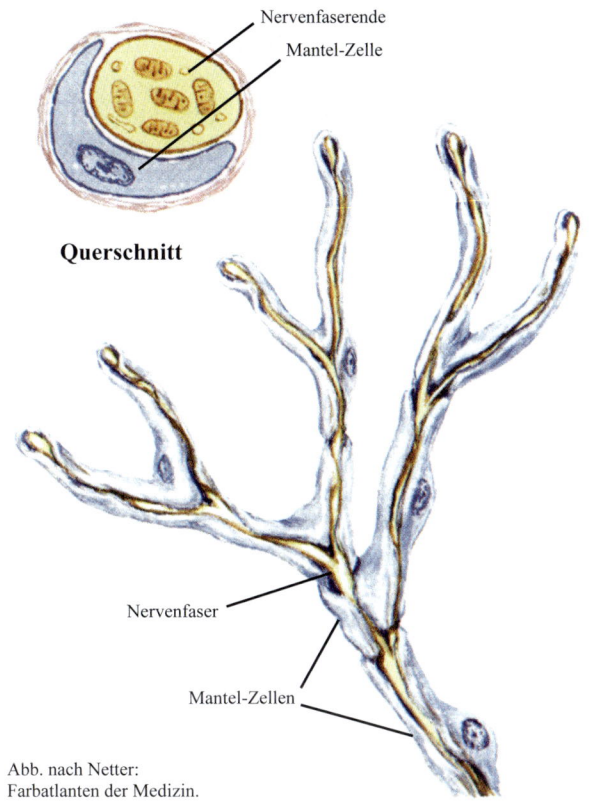

Nervenfaserende

Mantel-Zelle

Querschnitt

Nervenfaser

Mantel-Zellen

Abb. nach Netter:
Farbatlanten der Medizin.

Freie Nervenendigungen

Finden sich in allen Geweben des Körpers: In Haut, Muskeln, Sehnen, Bändern, Eingeweiden und Blutgefäßen, besonders zahlreich in
Hirn- und Knochenhäuten sowie im Bauchfell, nicht jedoch im Gehirn. Sie entstehen aus Aufzweigungen von Nervenendigungen. Die
Enden dieser Aufzweigungen liegen ohne Nerven-Umhüllung im Gewebe und können daher auch von stark verdünnten Lokalanästhetika
sofort blockiert werden (siehe Kapitel »Entsorgung«).
Funktion: Schmerz- und Kälterezeptoren.
Unterhalten vielfältige Beziehungen zu Nervenfäden des sympathischen Nervensystems. In ihrer unmittelbaren Nähe befinden sich
Ansammlungen von Mastzellen, denen bei der Auslösung uns hier
vor allem interessierender neurogener und allergischer Entzündungen
große Bedeutung zukommt (siehe Kapitel »Feuerchen«).

und Gefäßverengung (siehe Bildunterschrift Seite 71:
»Steuer-befehle an die Muskeln ❺ und an die Nerven für
die Blutflusssteuerung ❻ «).
Diese beiden Sachverhalte kann man sich therapeutisch
zunutze machen, zumindest theoretisch. Das sieht dann
z.b. so aus: Da der Informationsstrom aus den Schmerzrezeptoren vor allem die Reaktionsweise des Rückenmarks
bestimmt, kommt es darauf an, diesen Informationsstrom
therapeutisch zu beeinflussen. Weil die Erregungsfrequenz
eines Schmerzrezeptors bis zu zehnmal höher sein kann
als seine Ruhefrequenz, und die Reaktion der Schalt-
Neurone im Rückenmark von Schwellen bestimmt wird –
wie zuvor kurz angesprochen – muss man unterhalb der
jeweiligen Schwelle bleiben und kann so die unerwünsch-
te Reaktion vermeiden.
Angenommen die Reaktionsschwelle eines Schalt-Neurons läge bei einer Frequenz von 4.800 Hertz. Weiterhin
angenommen, zehn Schmerzrezeptoren wären derart stark
gereizt, dass jeder mit der maximalen Erregungsfrequenz
von 500 Hertz arbeitet, dann würden nach dieser
Modellrechnung am Schalt-Neuron zusammen 5.000
Hertz einlaufen.
Damit wäre die Schwelle für eine Reaktion in Richtung
Muskelanspannung und Gefäßverengung sicher überschritten. Wenn man in dieser Situation von den zehn
maximal erregten Schmerzrezeptoren nur einen einzigen
Rezeptor ausschaltet, hätte man sein Behandlungsziel
bereits erreicht: Die Reaktionsschwelle des Schalt-Neurons bliebe unterschritten, weil dort insgesamt nur noch
4.500 Hertz aus neun Rezeptoren einlaufen mit der Folge,
dass eine zuvor angespannte Muskelfaser wieder entspannt
und ein zuvor verengtes Blutgefäß wieder weitgestellt
werden. Letzterer Vorgang geschieht übrigens passiv. Er
ist Folge der eigenen Rückstellkräfte eines Blutgefäßes.

Bei dieser Modellvorstellung muss noch etwas anderes in Rechnung gestellt werden: Informationen aus den Schmerzrezeptoren werden einer Art »Vorbehandlung« unterzogen, bevor sie zum Schalt-Neuron gelangen.

Absteigende Nervenbahnen aus dem Gehirn stehen in Kontakt zu den schmerzleitenden Nervenfasern und bremsen die einlaufenden Informationen ab. Für die damit zustande kommende Schmerzunterdrückung wird ein riesiger Aufwand betrieben: Auf eine schmerzleitende Nervenfaser kommen rund 100 schmerzhemmende Nervenfasern.

Das Schmerzabwehr-System (nozifensives System) arbeitet demnach mit 100facher Übersetzung. Ihm haben wir es zu verdanken, dass wir keine Schmerzen empfinden, wenn wir auf unserem Allerwertesten sitzen. Denn eigentlich werden ja im Sitzen die unter der Haut und in der Muskulatur liegenden Schmerzrezeptoren auch gereizt. Also würde uns ohne die Schmerzabwehr unser Sitzfleisch ganz schön weh tun.

Bei Drogenabhängigen funktioniert das Schmerzabwehr-System nicht mehr oder nur noch unzulänglich, weil durch die dauernde Zufuhr hochwirksamer Schmerzmittel wie Heroin oder Morphin die körpereigene Produktion von Schmerzabwehrstoffen (körpereigene Morphine) nicht mehr oder kaum noch in Gang kommt. Die Folge davon sind unsägliche Schmerzen, wenn man dem Drogenabhängigen seinen »Stoff« entzieht oder er nicht mehr rechtzeitig genug an das Zeug herankommt.

Jeder von uns weiß aus eigener Erfahrung, dass das Schmerzabwehr-System bei weitem nicht alle Schmerzen unterdrückt. Also werden die schmerzleitenden Nervenfasern von den nozifensiven nicht vollständig ausgebremst. Daher kommen starke Schmerzreize immer durch, denn sie erzeugen in den Schmerzrezeptoren hohe Erregungsfrequenzen, die gleichzeitig auf vielen schmerzleitenden Nervenfasern transportiert werden. Diese kommen in jedem Fall zum Schalt-Neuron durch. Dort scheint übrigens eine weitere Bevorzugung der Informationen aus schmerzleitenden Nerven stattzufinden. Jedenfalls lösen Schmerzreize nach gegenwärtiger wissenschaftlicher Kenntnis unmittelbare Reaktionen im Rückenmark aus, während Informationen z.b. aus Druckrezeptoren eine eher zögernde Reaktion bewirken.

Die offensichtliche Bevorzugung der Schmerzrezeptoren ist für die von uns durchgeführte Migräne-Therapie von außerordentlicher Bedeutung. Zum einen, weil die Auslösung eines Migräne-Anfalls vor allem mit der Aktivität dieser Rezeptoren zusammmenhängt, zum anderen, weil gerade diese Rezeptoren von der Therapie besonders gut beeinflussbar sind (siehe Kapitel »Entsorgung«).

Damit wir die Wirkungen der neuen Migräne-Therapie besser verstehen können, müssen wir nochmal zurück zum Alles-oder-Nichts-Gesetz. Dahinter verbirgt sich ein in der Natur sehr weit verbreitetes Funktionsprinzip: Entweder schwanger oder nicht schwanger, ein bisschen schwanger gibt es nicht.

Im Netzwerk der Nerven läuft praktisch alles nach dieser einfachen Gesetzmäßigkeit ab, auch in jedem Einzelnerv. Sämtliche Steuerungsvorgänge werden nur durch Bremsung oder Beschleunigung chemischer und elektrischer Reaktionen, meist in unmittelbarer Nähe einer Nervenzelle, durch die plötzliche Ausschüttung von Nervenbotenstoffen (Neurotransmitter) bewirkt.

Die Neurotransmitter stecken in kleinen Vorratsbläschen, die wiederum liegen im Ende von Nervenverästelungen. Damit die Vorratsbläschen mit den Nervenbotenstoffen platzen, muss eine bestimmte Erregungsfrequenz in der Nervenverästelung überschritten werden, entweder platzen alle oder es platzt keines der Bläschen: Alles-oder-Nichts-Gesetz in Reinkultur.

Was im Einzelnen in Neuronenketten und -verbänden von Rückenmark oder Gehirn geschieht, ist nicht bekannt. Wenn Kenntnisse über Einzelheiten fehlen, bedient man sich üblicherweise eines Modells. Ein gutes Beispiel dafür ist das »Schalt-Neuron« (siehe Seite 71). Es steht für die Funktion von ein paar tausend Nervenzellen, die im Ergebnis das bewirken, was mit Hilfe des »Schalt-Neurons« erklärt wird.

Auch die meisten unserer Denkansätze, die zur Entwicklung der neuen Migräne-Therapie geführt haben, beruhen auf Modellvorstellungen über Zusammenhänge, die wir uns anhand von Ergebnissen der Grundlagenforschung und intensiver klinischer Beobachtungen vorstellen, von denen wir aber nicht sicher wissen, ob sie auch tatsächlich genau so ablaufen.

Mit Modellen lassen sich Sachverhalte erklären, deren Verlauf und Ergebnisse mit dem Denkmodell übereinstimmen – oder auch von ihm abweichen. Damit wird die grundsätzliche Richtigkeit eines Modells entweder bestätigt oder das Modell verworfen und durch ein neues ersetzt.

Aus der Beobachtung von Therapie und Verlauf wachsen Erkenntnisse über neue Zusammenhänge, manchmal auch nur die Bestätigung, dass der jeweilige Behandlungserfolg einfach das Ergebnis konsequenter Umsetzung zutreffender Modellvorstellungen war.

Wenn der Erfolg das Maß aller Dinge sein darf, scheint es uns gerechtfertigt, die Sprossen des Erfolges auch aus Modellvorstellungen zu zimmern. Ganz besonders, wenn es um Migräne geht.

Feuerchen

Entzündungen, die Migräne zünden

Es heißt, wie bereits mehrfach angesprochen, Migräne habe nichts mit der Halswirbelsäule zu tun. Da ist man sich in Expertenkreisen ganz sicher. Nicht ganz so sicher ist man sich, ob Migräne vielleicht etwas mit Allergien zu tun haben könnte.
Vor einiger Zeit erschien in einer medizinischen Fachzeitschrift ein Beitrag über Allergien bei Migräne-Patienten. Untersucht wurden solche Fälle, die aufgrund verschiedener Tests eindeutig als Allergiker ausgewiesen waren. Dabei stellte sich heraus, dass Migräne-Patienten tatsächlich häufiger mit Allergien wie Heuschnupfen, allergischem Asthma u.ä. zu tun hatten als der Durchschnitt der Bevölkerung. Mit anderen Worten: Bei den durch Tests nachweisbaren Allergien sind Migräne-Patienten häufiger betroffen als andere Menschen.
So weit so gut. Leider bringt diese Feststellung für sich alleine betrachtet nicht viel. Denn keiner hat bisher beobachtet oder darüber berichtet, dass ein Migräne-Anfall durch einen Heuschnupfen oder durch eine Tierhaar- oder Staub-Allergie ausgelöst wurde. Interessanter, wenngleich auch wesentlich schwieriger wird die Sache, wenn man sich jene Allergien ansieht, die durch Tests bisher nicht nachweisbar waren. Spezielle Lebensmittelallergien, genauer gesagt: Allergien und Unverträglichkeiten auf veränderte (verdorbene) und verfälschte Lebensmittel einschließlich Allergien auf Lebens- und Arzneimittelzusatzstoffe. Das klingt und ist ziemlich kompliziert, ganz zu schweigen davon, dass auch die landläufig bekannten Allergien in ihren Einzelheiten schon äußerst schwierig zu verstehen sind, wie z.B. die Stauballergie, die in Wahrheit eigentlich eine Staub-plus-Schweiß-plus-UV-Strahlen-Allergie ist.

Bei der Beobachtung unserer Patienten ist uns aufgefallen, dass niemand vom Auftreten eines Heuschnupfens während eines Migräne-Anfalls oder dem regelmäßigen und/oder gehäuften Auftreten von Migräne-Anfällen während der Heuschnupfenzeit berichtete.

Andererseits erzählten uns manche, dass sie schon des Öfteren während ihrer Migräne Durchfall gehabt hätten, manche auch noch Schüttelfrost. Andere berichteten über Gliederschmerzen während oder kurz vor ihrem Migräne-Anfall. Wieder andere waren der Meinung, Durchfall und Erbrechen gehörten zum ganz normalen Anfallsmuster ihrer Migräne.

Interessant bei diesen Gesprächen schien uns immer wieder die Beobachtung, dass die Patienten nicht von »einer« Migräne berichteten, sondern eigentlich immer nur von »ihrer« Migräne. Gemeint war damit offenbar ein häufig wiederkehrendes Anfalls-Strickmuster, das »ihre« Migräne von der anderer Leute unterschied. Nur Anfallsdauer oder –stärke waren gelegentlich unterschiedlich.

Wir haben daraus den Schluss gezogen, dass Migräne offenbar auch nach einer individuellen Gesetzmäßigkeit abläuft, die auf individuell gesetzmäßig vorhandenen Sachverhalten beruht, Allergiebereitschaft eingeschlossen. Denn dass Durchfall kein typisches Migräne-Symptom ist, wird wohl von niemandem bestritten, das gleiche gilt für Gliederschmerzen oder Schüttelfrost.

Da für Heuschnupfen und die meisten anderen ausgetesteten Allergien kein direkter Zusammenhang mit dem Auftreten von Migräne-Anfällen herzustellen war, haben wir unser Augenmerk auf die Allergien gerichtet, die sich offenbar im Darm abspielen oder von dort aus in Gang kommen. Dies schien uns auch logisch. Denn der Darm bringt ja allerbeste Voraussetzungen mit, um auch als Allergie-Produzent federführend auftreten zu können.

Dazu ein paar Daten über den Darm: Länge beim Erwachsenen 5–6 Meter Dünndarm und 1,5 Meter Dickdarm,
Oberfläche ca. 450 bis 500 Quadratmeter (!), Immunkom-
petenz 70 bis 80 Prozent (!), Keimzahl: ca. 10^{16}, Keimviel-
falt: ca. 350 verschiedene Keimarten (derzeitiger Stand der
Schätzung von Fachleuten der Mikrobiologie).
Zu deutsch: Der Darm hat aufgrund seiner vielen Falten
und Zotten eine im Vergleich zu seiner Länge riesige
Oberfläche. Der Darm liefert 70 bis 80 Prozent der Ge-
samtleistung des menschlichen Immunsystems. Kein
Wunder also, dass schon das »finstere« Mittelalter wusste:
»Im Darm lauert der Tod« (das hat bei tödlichen Darmer-
krankungen nicht nur mit dem Zusammenbruch des Immunsystems zu tun, sicher aber leistet dieser Teil des
Problems einen wichtigen Beitrag dazu).
Die im Darm angesiedelten Keime sind normalerweise
unsere »Freunde«, ohne sie könnten wir nichts verdauen,
ohne sie könnten wir demzufolge auch nicht leben. Wenn
die Verdauung längere Zeit nicht richtig funktioniert, fühlen wir uns zunehmend schlecht, werden anfällig gegen
Alles und Jedes und zuletzt ziemlich hinfällig.
Die Keime im Darm leben normalerweise in einem geord-
neten Neben- und Miteinander und – was viel wichtiger ist
– sie sind unsere Haus- und Hoflieferanten. Wir für sie
umgekehrt auch. So was nennt man »Symbiose«. Wenn
wir z.B. die Coli-Bakterien nicht hätten, hätten wir keine
Gerinnung mehr. Sie ist nämlich vom Vitamin K abhängig, das aber liefern uns die Coli. Wir selbst können kein
Vitamin K herstellen.
Schätzungsweise 350 verschiedene Symbionten (Keimarten, die mit uns in friedlicher Gemeinschaft leben) haben
sich bei uns eingenistet zum beiderseitigen und gegensei-
tigen Vorteil. Alle Keime zusammengerechnet macht etwa
zehn Billiarden oder zehn Millionen Milliarden Keime,

vielleicht auch etwas mehr.

Wenn unsere Freunde nicht mehr in geordnetem Nebeneinander leben, wenn sich insbesondere ihr Zahlenverhältnis ändert, ändert sich auch ihr Verhältnis zu uns: Sie verlieren ihr freundliches Gesicht und werden »pathologisch« (krankmachend), können aber nichts dafür. Wir haben sie durch reichlich Antibiotika (Medikamente zur Bekämpfung von Keimen), Fehlernährung und Chemie das werden lassen, was sie nun sind: Zündler am Feuerchen der Allergien und Unverträglichkeiten und Produzenten migräneartiger Zustände.

Die Kenntnisse über das Leben und Wirken unserer Darmkeime stecken noch in den Kinderschuhen. Von vielleicht 350 Keimarten können in Speziallabors gerade mal 13 bis 15 zahlenmäßig bestimmt werden. Sicher mögen das ziemlich wichtige Vertreter ihrer Zunft sein, einen richtigen Überblick über das mikrobiologische Treiben, und erst recht im Falle einer Fehlbesiedelung über das mikrobiologische Unwesen erhalten wir damit aber nicht. Trotzdem kann es sinnvoll sein, bei Verdauungsproblemen, die mit Unwohlsein, Leibschmerzen, Völlegefühl, übelriechenden Winden (»Fürzen«) einhergehen und nicht selten auch Kopf- und Gliederschmerzen erzeugen, eine mikrobiologische Stuhluntersuchung mit Keimzahlbestimmung durchzuführen. Erst recht, wenn dabei auch Migräne im Spiel ist. Wenn sie plötzlich häufiger auftritt und länger dauert. Oder wenn die üblichen Medikamente dagegen nicht mehr richtig wirken.

Wir lassen bei unseren Patienten vor Behandlungsbeginn normalerweise eine »intrazelluläre Mineralstoff-Analyse« durchführen, d.h., die Bestimmung verschiedener, lebenswichtiger Salze im Inneren roter Blutkörperchen, stellvertretend für die anderen Körperzellen. Dabei sehen wir nicht selten ganz erhebliche Verschiebungen: Kalium, Natrium, Magnesium, Zink und Kalzium, vor allem auch Kupfer (das bei chronischen Entzündungen als Folge gesteigerter immunologischer Tätigkeit immer stark erhöht ist) sind nicht in richtiger Menge und im richtigen Verhältnis zueinander vorhanden.

Interessanterweise sehen wir Verschiebungen dieser intrazellulären Minerale häufig zusammen mit Veränderungen der Keimzahlen im Darm. Besonders auffällig: Wenn Darmbakterien durch Pilze verdrängt werden, ist der Mineralhaushalt offenbar besonders betroffen. Dabei scheinen zwei Mechanismen eine Rolle zu spielen:

• Durch Entzündungen im Darm als Folge des Pilzbefalls kommt es automatisch zu Verschiebungen,

• Pilze fressen uns bestimmte Mineralien weg.

Es ist nicht schwer vorzustellen, dass chronische Entzündungen im Darm, ausgelöst und unterhalten durch Veränderungen der Keimbesiedelung, den Darm besonders empfindlich machen gegenüber Fehlernährung und Chemikalien, die wir mit der Nahrung aufnehmen (z.B. Geschmacksverstärker, Konservierungsstoffe, Emulgatoren – siehe weitere Erläuterungen dazu im Kapitel »Stichworte«).

Die Empfindlichkeit des Darms wirkt sich logischerweise auch bei Medikamenten aus, soweit diese Geschmacksverstärker, Konservierungsstoffe und Emulgatoren sowie weitere Hilfs- und Zusatzstoffe enthalten. Damit lässt sich ein nicht unbeträchtlicher Teil mancher Medikamenten-Unverträglichkeit erklären.

Da Konservierungsstoffe grundsätzlich Zellgifte sind – andernfalls würden sie Keime nicht abtöten oder das Keimwachstum hemmen können – können sie einem geschwächten Darm durchaus gefährlich werden und bei häufigerer und/oder längerer Zufuhr Überempfindlichkeit auslösen. Dies gilt in gleicher Weise für Chemikalien in der Nahrung. Wenn erst einmal eine Allergiebereitschaft besteht, kann sich daraus sehr rasch auch eine Überempfindlichkeit gegenüber vielerlei Stoffen entwickeln. Wenn dann die Mineralstoff-Analyse eine massive Mineralverschiebung im Körper erkennen lässt, sind Ursache und Wirkung dieser Entwicklung kaum noch voneinander zu unterscheiden und eine gezielte, sprich: Ursachenorientierte Behandlung praktisch nicht mehr möglich.

Ein gestörter Mineralstoffwechsel bringt nicht nur irgendwelche Darmzellen in Schwierigkeiten, er macht sich vor allem auch bei der Erregbarkeit und der Erregungsübertragung von Nerven (Umwandlung eines Reizes oder eines Steuerbefehls in elektrische Entladungen entlang eines Nerven) bemerkbar; das gleiche gilt für die Erregbarkeit von Muskeln.

Nach unseren Beobachtungen zeigt die intrazelluläre Mineralstoff-Analyse von Migräne-Patienten nicht selten Verschiebungen von Kalium und Natrium. Das sind die beiden wichtigsten Mineralien zur Steuerung der Erregbarkeit und Erregungsübertragung. Durch die Kalium/Natrium-Verschiebung mit Kaliummangel und Natriumüberschuß wird die Erregbarkeit von Nerven und Muskulatur gesteigert. Das heißt für die Migräne: Höhere Anfallsbereitschaft bei insgesamt längerer Anfallsdauer.

An diesem einfachen Beispiel wird deutlich, warum chronische Entzündungen im Darm sehr wohl Einfluss nehmen können auf die Migräne-Entwicklung und warum es durchaus Sinn macht, Ernährungsgewohnheiten unter die Lupe zu nehmen, wenn Anfallshäufigkeit und -dauer aus scheinbar unerklärlichen Gründen zunehmen und die üblichen Medikamente zur Anfallsunterdrückung versagen bzw. nur noch schwach wirken.

Es wird aber auch deutlich, warum Allergien und Unverträglichkeiten, deren Ursprünge vom Darm ausgehen, das Migräne-Problem in besonderer Weise berühren. Wenn sich nämlich der Migräne-Schmerz durch sonst wirksame Schmerzmittel (in der Regel »Prostaglandin-Hemmer«; bekanntester Vertreter: Aspirin®) nicht mehr unterdrücken lässt, ist nach unseren Beobachtungen häufig solch eine Allergie im Spiel. Sie reagiert auf Prostaglandin-Hemmer nicht oder nur geringfügig (siehe dazu Seite 100 ff.). Dies ist nicht besonders verwunderlich, da nach gegenwärtiger Kenntnis bei derartigen Allergien Prostaglandine als Schmerzproduzenten eine eher untergeordnete Rolle spielen.

Dauerhafte oder häufig wiederholte Medikamenteneinnahme, darunter vor allem die Einnahme von Antibiotika, sollte in diesem Zusammenhang genauso unter die Lupe genommen werden: »Zu Risiken und Nebenwirkungen fragen Sie Ihren Arzt und Apotheker«. Die sollten sich besonders gut die Liste der »weiteren Bestandteile« einzelner Medikamente ansehen.

Ein ganz anderes Problem sind die »Feuerchen«, die von schmerzleitenden Nerven entzündet werden. Man hat herausgefunden, dass schmerzleitende Nerven bei heftiger akuter sowie bei chronischer (andauernder) Reizung bestimmte Eiweiße (Neuropeptide) aus ihren Endverzweigungen auspressen.

Dadurch entsteht eine ortsständige Entzündung in der unmittelbaren Umgebung des Nervenendes. Diese Entzündung wird als »neurogene Entzündung« bezeichnet, weil sie von Nerven hervorgerufen wird. Interesssant ist in diesem Zusammenhang: In der Nähe schmerzleitender Nervenendigungen, d.h., in der Nähe von Schmerzrezeptoren, wurden besonders große Ansammlungen sogenannter »Mastzellen« beobachtet.

Mastzellen finden sich überall im Gewebe und besonders dicht im Bereich von Schmerzrezeptoren. Mastzellen sind

die vielleicht wichtigsten Vertreter des zellulären Immunsystems und im Gegensatz zu anderen Immunzellen, wie
z.b. den weißen Blutkörperchen, an sämtlichen Immun-
vorgängen im Körper beteiligt.

In ihrem Zelleib befinden sich Vorratsbläschen für eine
ganze Reihe von Stoffen, die immunologische Vorgänge
(Abwehrmaßnahmen des Körpers) auslösen und unterhalten. In den Vorratsbläschen werden diese Stoffe getrennt
aufbewahrt.

Auf einen bestimmten Reiz hin, z.b. wenn aus Schmerzrezeptoren ihrer Umgebung die vorhin erwähnten Neuropeptide freigesetzt werden, platzen diese Vorratsbläschen
und geben ihren Inhalt frei. Damit werden stufenweise
weitere Entzündungsvorgänge ausgelöst: Die neurogene
Entzündung breitet sich aus.

Neuropeptide aus den Schmerzrezeptoren lösen nicht nur
die Entleerung der Vorratsbläschen von Mastzellen (Mast-
zelldegranulation) aus. Auch die Erweiterung und Aufquellung kleiner Blutgefäße, vor allem der Kapillaren
(kleinste Blutgefäße) in ihrer unmittelbaren Umgebung
und deren Durchlässigkeit für Eiweißstoffe aus dem Blut-
wasser sowie weiße Blutkörperchen geht auf das Konto
dieser Neuropeptide.

Mit der Erweiterung und Aufquellung der Kapillaren
ändert sich auch die Feindurchblutung des betroffenen
Gewebes. Die Durchblutung der Kapillaren verschlechtert
sich, weil das Blut in den aufgequollenen Gefäßen langsamer fließt. Dadurch gelangen weniger Sauerstoff und
Nährstoffe ins Gewebe und der Abtransport von Stoff-
wechselrückständen aus dem Gewebe verzögert sich. Das
Gewebe wird sauer, seine Umgebung reizbarer.

Wenn dieser Zustand lange genug anhält, entsteht ein Teufelskreis, der aus eigener Kraft nicht wieder zum Erliegen
kommt. Man kann sich das etwa so vorstellen: Chronisch

gereizte Schmerzrezeptoren scheiden Neuropeptide aus, die eine neurogene Entzündung auslösen. Die führt zur Übersäuerung ihrer Umgebung und zur Erhöhung der Reizbarkeit der Rezeptoren selbst. Diese pressen deshalb weitere Neuropeptide aus und beschleunigen so die Entwicklung und Ausdehnung der neurogenen Entzündung unter Einbeziehung einer größeren Zahl von Schmerzrezeptoren ihrer Umgebung, die nun auch Neuropeptide auspressen. Die neurogene Entzündung wird damit zum alles bestimmenden, krankmachenden Zustand ihrer Region.

Dauerhafte Reizung schmerzleitender Nerven führt zur Weckung »schlafender« Rezeptoren mit der Folge wesentlich gesteigerter Schmerzempfindlichkeit des betroffenen Gewebes. Das heißt: Je länger chronischer Schmerz andauert, umso schmerzempfindlicher wird man.

Die neurogene Entzündung ist auch Dreh- und Angelpunkt der Migräne: Zunehmender Funktionsausfall des Genicks reizt chronisch die Schmerzrezeptoren seiner Umgebung. Eine neurogene Entzündung bildet sich heraus.

Akutes Gelenkversagen des Genicks, z.B. infolge (vorübergehender) Blockierung des ersten Halswirbels, führt zu akuter, dramatischer Steigerung dieser Entzündung und erzeugt damit den eigentlichen Migräne-Anfall.

Diese Vorstellung von der Anfallsentstehung der Migräne erscheint deshalb grundsätzlich zutreffend, weil die Therapie der »Cervicalen Selektiven Rezeptoren-Blockade« (Unterbrechung der Erregungsübertragung bestimmter Rezeptoren im Halsbereich) mit den dabei verwendeten, verdünnten Lokalanästhetika (Medikamente zur örtlichen Schmerzausschaltung) vor allem die Schmerzrezeptoren trifft.

Die in der Regel spontane und dauerhafte Ausschaltung des Migräne-Schmerzes (über die sonst gewohnte Anfalls-

dauer hinaus) ohne Erzeugung eines Betäubungsgefühls
(siehe Kapitel »Entsorgung«) spricht dafür, dass mit dem
Therapieverfahren wesentliche Teile der neurogenen Entzündung vor Ort eingeschmolzen werden.

In der Regel ist damit unabhängig von der Krankheitsdauer innerhalb von ein bis zwei Wochen völlige Beschwerdefreiheit erreichbar, und zwar ohne Verwendung
sonst üblicher Medikamente. Der danach anhaltende The-
rapieerfolg beruht nach unseren Beoachtungen vor allem
auf der vollständigen Beseitigung neurogener Entzündungen im Bereich des Genicks (Näheres dazu siehe Kapitel
»Entsorgung«).

Manche Migräne-Anfälle waren auch von der Therapie
der Cervicalen Selektiven Rezeptoren-Blockade nicht
spontan beeinflussbar. In einigen Fällen wurde nach der
Behandlung sogar eine vorübergehende Schmerzsteige-
rung beklagt.

Das Beschwerdemuster dieser Anfälle unterschied sich
vom sonst gewohnten Muster. Zusätzlich zu den Krankheitszeichen »ihrer« Migräne klagten die Patienten meist
über starke Benommenheit, Übelkeit mit Widerwillen
gegen bestimmte Speisen, nicht selten auch Widerwillen
gegen alles Eß- oder Trinkbare, über Druck im ganzen
Kopf, Abgeschlagenheit, Müdigkeit, Kraftlosigkeit, gelegentlich über Gliederschmerzen, seltener auch über
Durchfall.

Ein bemerkenswerter Zusammenhang tat sich auf: Diese
Patienten berichteten auf Nachfrage, dass bei ihnen die
sonst wirksamen Medikamente zur Anfallsunterdrückung
zeitweise überhaupt nicht mehr geholfen hätten. Das heißt:
Bei manchen Anfällen hatten sie geholfen, bei anderen
wiederum nicht.

Wir haben uns diese Beobachtungen wie folgt erklärt: Die
unterschiedlichen Anfallsmuster lassen auf eine Zweiglei-

sigkeit der Anfallsentstehung schließen.

Ein »normales« Anfallsmuster entsteht nach unseren Erkenntnissen immer aus einer neurogenen Entzündung. Die neurogene Entzündung ist – wie mehrfach betont – Folge chronischer Reizung von Schmerzrezeptoren im Bereich des Genicks.

Akutes Gelenkversagen des Genicks führt zu akuter, massiver Steigerung und Ausbreitung der bereits vorhandenen neurogenen Entzündung. Dieses Entzündungsverhalten löst den Migräne-Anfall aus.

Einem »nicht normalen« (atypischen) Anfallsmuster liegt häufig eine immunogene, von der Immunabwehr erzeugte Entzündung zugrunde. Sie kann einen Migräne-Anfall nur in Gegenwart einer neurogenen Entzündung auslösen.

Sofern eine immunogene Entzündung auf eine bereits vorhandene, jedoch noch nicht anfallsauslösende, neurogene Entzündung trifft, addieren sich die Wirkungen beider Entzündungen. Damit können die Bedingungen zur endgültigen Anfallsauslösung erfüllt sein. Der Migräne-Anfall entsteht in diesem Fall durch die akut hinzugetretene immunogene Entzündung und hat ein atypisches Anfallsmuster.

Die neurogene Entzündung ist immer ortsständig, die immunogene nicht. Daher geht das Anfallsmuster der immunogenen Entzündung über das sonst übliche Anfallsmuster der neurogenen Entzündung hinaus. Das erklärt die oben beschriebenen, zusätzlichen Allgemeinsymptome des atypischen Anfalls, ausgelöst durch die akut hinzugetretene immunogene Entzündung.

Schmerzrezeptoren spielen bei der Entstehung einer immunogenen Entzündung wahrscheinlich keine Rolle, deshalb ist diese Entzündungsform durch verdünnte Lokalanästhetika (Medikamente zur örtlichen Schmerzausschaltung, von uns in verdünnter Form zur Ausschaltung vor

allem von Schmerzrezeptoren verwendet) praktisch nicht
zu beeinflussen und der daraus entstandene Anfall nur sehr
bedingt.

Bei der Behandlung atypischer Migräne-Anfälle (migräneartiger Zustände) haben wir verschiedene Verläufe mit
untereinander fließenden Übergängen beobachtet:

• Während der Behandlung keine Verbesserung irgend-
  eines Symptoms (Krankheitszeichens), nach der Behandlung langsam fortschreitende Verschlechterung mit
  Zunahme der Allgemeinsymptome: Kopfdruck und
  Schmerzen im ganzen Kopf, starke Nacken- und Schulterschmerzen, Zunahme von Übelkeit und Erbrechen,
  Schüttelfrost, Gliederschmerzen.

• Während und unmittelbar nach der Behandlung deutliche Besserung aller Symptome, erneute Verschlechterung innerhalb von zehn bis 30 Minuten, über den Aus-
  gangszustand vor Behandlungsbeginn hinausgehend.

• Während und unmittelbar nach der Behandlung deutliche Besserung aller Symptome, erneute Verschlechterung innerhalb von 30 bis 90 Minuten, jedoch nicht
  über den Zustand vor Behandlungsbeginn hinausgehend.

• Während und unmittelbar nach der Behandlung deutliche Besserung aller Symptome, innerhalb von ein bis
  drei Stunden völlige Beschwerdefreiheit.

Wir haben aus diesen Verläufen geschlossen, dass es bei
der Behandlung des atypischen Anfalls vor allem darauf
ankommt, in welchem Stadium man ihn antrifft.

Offenbar lässt sich ein immunogen ausgelöster Migräne-
Zustand nur dann günstig beeinflussen, wenn er sich
bereits zurückbildet. Die Rückbildung wird durch die
Behandlung nach unseren Beobachtungen beschleunigt.

Turboeffekt

Anfalls-Beschleuniger: obere Brustwirbelsäule

Wir lassen von jedem unserer Migräne-Patienten eine Röntgenaufnahme vom Becken machen – im Stehen. Zu sehen sind darauf Beckenschaufeln und Sitzbeine, das Kreuzbein, die untere Lendenwirbelsäule bis zum dritten oder zweiten Lendenwirbel und die Hüftgelenke mit einem Teil der Oberschenkelknochen.

Bemerkenswert: Sehr viele unserer Migräne-Patienten haben ungleich lange Beine, z.T. sehr ungleiche Beckenschaufeln, eine Beckenschiefstellung und – als Folge der Ungleichheit – eine Schrägstellung ihrer Lendenwirbelsäule zur Seite (Skoliose). Manche Patienten haben auch eine ziemlich starke Skoliose der Lendenwirbelsäule ohne nennenswerte Ungleichheit von Beinen und Becken. Diese Skoliose wird in der Regel durch eine gegenläufige Skoliose der Brustwirbelsäule ausgeglichen. Dadurch entsteht von hinten betrachtet ein insgesamt S-förmiger Verlauf der Wirbelsäule. Wenn die Lendenwirbelsäule z.B. eine Links-Skoliose (Schrägstellung nach links) macht, entsteht daraus der untere Bogen des S. Den oberen Bogen erzeugt die Brustwirbelsäule, meistens in ihrem mittleren und oberen Anteil, und wird dabei »rechts-skoliotisch«. Der Übergang des einen S-Bogens in den anderen liegt häufig im Bereich der unteren Brustwirbelsäule. Die Lendenwirbelsäule hat fünf Wirbel, die Brustwirbelsäule zwölf. Letztere ist also bedeutend länger und kann daher auch einen langen, S-förmigen Bogen machen, der sich über fünf bis sieben Wirbel erstrecken kann.

Da die Brustwirbelsäule durch die Einzwängung in den ziemlich steifen Brustkorb – er verbindet über die Rippen die Brustwirbelsäule mit dem Brustbein – der unbeweglichste Teil der Wirbelsäule oberhalb des Beckens ist, macht ihr eine Skoliose mehr zu schaffen als anderen Tei-

len der Wirbelsäule. Weil ihr eine Biegung zur Seite bau-
artbedingt weitaus größere Schwierigkeiten bereitet als der
Hals- oder Lendenwirbelsäule. Das heißt: Eine Skoliose
der Brustwirbelsäule ist ein ständiger Unruheherd für die
Region, weil sie sich sowohl in Ruhe (statisch) als auch in
Bewegung (dynamisch) als Hemmschuh auswirkt.
Die Muskulatur im Bereich einer Skoliose ist bei völlig
aufrechter Körperhaltung links und rechts ungleich und
unterschiedlich angespannt. Auch die Druckverteilung im
Bereich der großen und kleinen Wirbelgelenke ist nicht
seitengleich, ebenso wenig wie die Spannung der Bänder
und Sehnen. Informationen darüber erhält das Rückenmark aus den Rezeptoren der betroffenen Region und reagiert darauf mit unwillkürlicher Muskelanspannung und
Drosselung der Blutzufuhr. Die längerfristige Folge: Veränderung des Gewebsstoffwechsels, Erhöhung der Erregbarkeit von Rezeptoren, darunter auch der von Schmerzrezeptoren, chronische Reizung der Schmerzrezeptoren,
Ausbildung neurogener Entzündungsherde, Weckung
»schlafender« Rezeptoren.
Bei unterschiedlicher Beinlänge mit Beckenfehlstellung
wird eine Skoliose der Brustwirbelsäule auch im Stehen
dauerhaft fehlbelastet. Dies beschleunigt die krankhaften
Vorgänge in den betroffenen Weichteilen entlang der
Skoliose. Bei der Untersuchung der Wirbeldornfortsätze
(Knochenvorsprünge der Wirbel, an denen man den Verlauf der Wirbelsäule erkennen kann) zeigt sich bei einer
BWS-Skoliose (Brustwirbelsäulenverbiegung) praktisch
jedesmal der gleiche Befund: Starke bis sehr starke Druckschmerzhaftigkeit im Scheitel der Skoliose auf der Aus-
senseite ihrer Biegung. Dieser Untersuchungsbefund
macht deutlich: Die Skoliose ist ein dauernder Unruheherd, besonders die äußere Biegung. Was aber hat eine
Skoliose der Brustwirbelsäule mit Migräne zu tun?

Wir haben im Kapitel »Beziehungen« über Bedeutung und Funktion des Ganglion cervicale superius und seine vielfältigen Beziehungen zu den Nerven und Blutgefäßen der Schädelbasis und des Gehirns berichtet. Die dabei aus Sicht der Migräne wichtigste Feststellung war, dass dieses Ganglion allein zuständig ist für die Durchblutung von Gesicht und Gehirn sowie für die Durchblutung seiner unmittelbaren Umgebung, den Bereich des Genicks. Die in diesem Zusammenhang ebenso wichtige Feststellung war, dass das Genick über die drei Halsnerven unmittelbare Beziehungen zum Ganglion unterhält und die Steuerung des Ganglions und damit die Blutflusssteuerung mit beeinflusst.

Was noch nicht zur Sprache kam, betrifft die obere und mittlere Brustwirbelsäule: Der größere Teil der Wurzelfäden (sympathische präganglionäre Fasern) des Ganglion cerviale superius liegt in den Rückenmarksabschnitten der oberen und mittleren Brustwirbelsäule zwischen T1 und T5, gelegentlich bis T7 (*T* steht für *thorakal* [Brust-], 1 bis 7 für die Rückenmarks-Abschnitte, die den Brustwirbeln 1 bis 7 zugeordnet sind). Das bedeutet: Die Rückenmarksabschnitte der oberen und mittleren Brustwirbelsäule steuern über das Ganglion cervicale superius maßgeblich den Blutfluss von Gesicht und Gehirn. Daher ist die Region aus Sicht der Migräne von großer praktischer Bedeutung. Welche Bedeutung ihr im einzelnen zukommt, ließ sich aus den uns zugänglichen wissenschaftlichen Veröffentlichungen nicht herauslesen.

Daher haben wir uns mit Hilfe der Selektiven Rezeptoren-Blockade auf die Suche nach den neuroanatomischen Zusammenhängen gemacht. Die Frage war: Was geschieht mit einem Migräne-Anfall, wenn man die sympathischen präganglionären Fasern der Rückenmarksabschnitte T1 bis T5 vorübergehend stufenweise ausschaltet?

Die Selektive Rezeptoren-Blockade ist dafür besonders
gut geeignet. Sie gibt konkrete Antworten auf gestellte
Fragen, nebenwirkungsfrei. Im Gegensatz z.b. zur
Anfallsbehandlung mit »Stellatum-Blockaden«: Knopf-
auge, Schiefauge, Schlappauge (Miosis, Ptosis, Enoph-
thalmus) – und die Migräne geht trotzdem nur selten weg.
Bei einer Stellatum-Blockade wird der große Nervenknoten unterhalb des Ganglion cervicale superius lahmgelegt.
Dieser Knoten heißt Ganglion stellatum und ist – wie das
Ganglion cervicale superius – ein Teil des sympathischen
Grenzstrangs (siehe Seite 64). Er enthält auch jene
sympathischen präganglionären Fasern, die zum Ganglion
cervicale superius führen.
Die Störung des Blutverteilungsmusters, die während
eines Migräne-Anfalls regelmäßig auftritt, kann mit einer
Stellatum-Blockade günstig beeinflusst werden, aber nicht
genau genug. Weil wichtige präganglionäre Fasern aus
dem Genick nicht mitblockiert werden. Daher verschwindet eine Migräne nach einer Stellatum-Blockade auch
nicht regelmäßig – oft nur unvollständig. Weil dabei aber
auch noch andere Nervenfasern getroffen werden, treten
immer lästige Nebenwirkungen auf: Knopfauge, Schiefauge, Schlappauge. Wir hatten die Stellatum-Blockade zur
Anfallsbehandlung noch nie im Programm. Die Cervicale
Selektive Rezeptoren-Blockade ist ihr in jeder Beziehung
haushoch überlegen.
Wir haben – um auf die Frage von vorhin zurückzukom-
men – bei der stufenweisen, vorübergehenden Ausschaltung der sympathischen präganglionären Fasern während
eines Migräne-Anfalls interessante, jederzeit wiederhol-
bare (reproduzierbare) Beobachtungen gemacht.
Bestimmten Symptomen (Krankheitszeichen) können bestimmte Entstehungsorte zugeordnet werden.
Wenn durch Ausschaltung sympathischer präganglionärer

Fasern von bestimmten rückenmarksnahen Punkten aus das jeweilige Symptom wirksam und anhaltend beseitigt werden kann, ist es sehr wahrscheinlich, dass zwischen dem Auftreten des Symptoms und der Aktivität bestimmter sympathischer präganglionärer Fasern ein direkter funktioneller Zusammenhang besteht.

Im einzelnen haben wir zwischen Symptom und (wahrscheinlichem) Ort seiner Entstehung folgende Zusammenhänge gesehen:

- Augenschmerz: T1
- Schläfenschmerz: T2
- Stirnschmerz: T2 und/oder T3
- Übelkeit/Erbrechen: T2 und/oder T3.

Vergleichbare Zusammenhänge haben wir interessanterweise auch bei der Behandlung von der Halswirbelsäule aus gesehen:

- Augenschmerz: C1
- Schläfenschmerz: C2
- Stirnschmerz: C2 und/oder C3
- Übelkeit/Erbrechen: C2 und/oder C3
- Schwindel: C3.

Das Auffällige an diesem Vergleich sind die für die jeweiligen Rückenmarksabschnitte der Hals- und Brustwirbelsäule übereinstimmenden Segmenthöhen.

Wir sind uns im Klaren darüber, dass wir diese Beobachtungen über mögliche Funktionszusammenhänge nicht mit der wissenschaftlich genauen Beschreibung von Nervenverläufen oder -bahnen verwechseln dürfen.

Jedoch zeigt die jederzeitige Wiederholbarkeit dieser Zusammenhänge, dass es solche oder ähnliche Bahnen – über wieviel Verschaltungsschritte auch immer – wohl geben muss.

Ihre genaue Beschreibung sollten wir gezielter, wissen-

schaftlicher Forschung überlassen. Das spärliche Wissen
darüber hindert uns aber nicht, den erkennbaren therapeutischen Nutzen aus unseren Beobachtungen zu ziehen.
Wenn während eines Migräne-Anfalls die Untersuchung
auf Druckschmerzhaftigkeit der Dornfortsätze der oberen
Brustwirbelsäule ohne Ergebnis bleibt, also kein oder
kaum ein Druckschmerz angegeben wird, lassen sich die
vorstehenden Symptome von der Brustwirbelsäule aus
nicht oder nur unvollständig beseitigen.
Ebenso wenig bringt die Behandlung von der Halswirbelsäule aus spontane und vollständige Symptombefreiung,
wenn bei der Untersuchung der oberen Brustwirbelsäule
zuvor starke Druckschmerzhaftigkeit einzelner Dornfortsätze angegeben wurde.
Nennenswerte Druckschmerzhaftigkeit der oberen Brustwirbelsäule haben wir eigentlich immer nur im Zusammenhang mit Verbiegungen (Skoliosen) gesehen, etwas
seltener im Zusammenhang mit Buckelbildung (Gibbus)
der (oberen) Brustwirbelsäule.
Da Skoliosen der oberen Brustwirbelsäule häufig Folge
von Skoliosen der Lendenwirbelsäule sind und diese
wiederum meist Folge ungleicher Beinlänge, gehört bei
uns zur Untersuchung eines Migräne-Patienten, wie schon
erwähnt, immer auch eine »Beckenübersicht a.p. im
Stehen« (Röntgenbild des Beckens im Stehen, von vorn
aufgenommen).
Wenn sich typische Migräne-Symptome von der Halswirbelsäule aus weder spontan noch vollständig beseitigen
lassen, ist nach unseren Beobachtungen die obere Brustwirbelsäule an der Anfallsentstehung beteiligt.
Sie ist der Turboeffekt, der den Anfall beschleunigt und
seine Dauer maßgeblich mitbestimmt.

Trichter

Migräne begünstigende und auslösende Umstände

Migräne ist ein multifaktorielles Geschehen. Zu deutsch: Viele begünstigende, auch viele auslösende Umstände, keine einheitliche Ursache. Dies ist die gegenwärtig gültige, wissenschaftliche Einschätzung zur Entstehung der Migräne. Diese Einschätzung ist nach unseren Beobachtungen und Erkenntnissen zu korrigieren:

* Migräne hat eine Reihe begünstigender Umstände
* Migräne hat eine Fülle auslösender Umstände
* Migräne hat eine einheitliche Ursachenkette

Die aus unserer Sicht wichtigsten Zusammenhänge sind in den nachfolgenden Übersichtsgrafiken dargestellt. ➔➔

Migräne begünstigende Umstände:

* Angeborene Umstände: Seitenungleiche Gestalt und Winkelstellung der Gelenke des Genicks, seitenungleiche Benervung sowie Verlauf von Blutgefäßen im Bereich des Genicks, Buckel und Skoliosen der oberen und mittleren Brustwirbelsäule.

* Erworbene Umstände: Körperfehlhaltung, Schlafstörungen, Fehler bei der Nahrungsaufnahme und Ernährungsfehler, Fehler bei der Freizeitgestaltung, mangelnde körperliche Fitness und Muskelschwäche.

Migräne auslösende Umstände:

* Nahrungsmittel- und Medikamenten-Unverträglichkeiten, verdorbene Nahrungsmittel
* Hormonelle Einflüsse (z.B. Östrogen)
* Psychostress, Selbstüberforderung.

Einheitliche Ursachenkette einer Migräne ohne Aura:

* Fortschreitende, massive Bewegungsverluste des Genicks zwischen Schädelbasis und erstem Halswirbel,
* Akuter Ausfall des Genicks durch Blockierung des ersten Halswirbels in einer Dreh-Fehlstellung.

**Hinter-
gründe**

Migräne begünstigende und auslösende Umstände (1)

Migräne begünstigende Umstände

Angeborene Umstände
- Seitenungleiche Gestalt und Winkelstellung der Gelenke des Genicks
- Seitenungleiche Benervung im Bereich des Genicks
- Seitenungleiche Größe und Verlauf von Blutgefäßen
- Buckel und Skoliosen im Bereich der oberen und mittleren Brustwirbelsäule

Erworbene Umstände
- Körperfehlhaltung
- Schlafstörungen
- Fehler bei der Nahrungsaufnahme und Fehlernährung
- Fehler bei der Freizeitgestaltung (»Feierabend-Migräne«)
- Mangelnde körperliche Fitness und Muskelschwäche

*Die wichtigsten
begünstigenden l
mit direkter oder
Auswirkung auf* ,

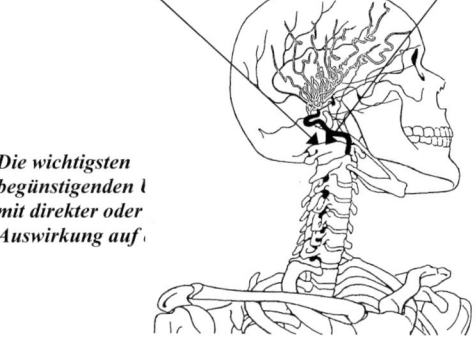

Gemeinsame *Ursachenkette* der Migräne ohne Aura unabhängig von begünstigenden Umständen

- Fortschreitende Bewegungsverluste des Genicks zwischen Schädelbasis und erstem Halswirbel.
- Akuter Ausfall des Genicks durch Blockierung des ersten Halswirbels in einer Dreh-Fehlstellung.

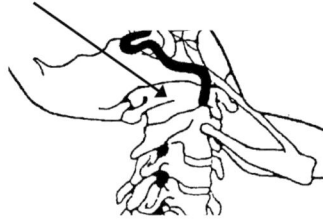

Über die Einflüsse von Fehlstellungen und Fehlbildungen im Bereich der Wirbelsäule haben wir im Kapitel »Turbo-effekt« bereits gesprochen. Deshalb ein paar Worte zu den »ungleichen Gestalten« im Bereich des Genicks: Kernspintomografische Aufnahmen haben gezeigt, dass von einer Seitengleichheit knöcherner Gebilde (Struktu-ren) im Bereich des Genicks ebensowenig ausgegangen werden kann wie von einer Seitengleichheit von Blut-gefäßen und Nerven. Das heißt, an der gleichen Stelle der gegen-überliegenden Seite sind beim selben Menschen nicht die gleichen Strukturen zu finden. Es bedarf nicht viel Phantasie, um sich vorzustellen, dass es im feinge-weblichen Bereich erst recht keine Seitengleichheit gibt. Noch viel weniger Phantasie ist von Nöten, um sich vor-zustellen, dass sich Unterschiede im äußeren Erschei-nungsbild von Menschen im Bauplan ihrer Knochen, Ner-ven und Gefäße wiederholen.

Dies erklärt, warum wir bei fast völlig deckungsgleichen Röntgen-Aufnahmen der Halswirbelsäule zweier Patienten dennoch unterschiedliche Anfallsmuster sehen.

Die ungleiche Gestalt eines Gelenkpaares ist im Genick-bereich« keine Seltenheit, ebensowenig wie die ungleiche Winkelstellung eines Gelenkpaares in Bezug auf die Kör-per-Mittelachse. Patienten mit derartiger Fehlbildung be-richten, dass sich ihr Migräne-Anfall immer auf der glei-chen Seite abspielt. Die Schiefstellung der Gelenke zwingt den Atlas dabei offenbar in die im Röntgenbild erkennbare Fehlstellung, aus der heraus leicht die anfallsträchtige Blockierung erfolgen kann.

Alle Migräne begünstigenden und Migräne auslösenden Umstände haben mittelbare oder unmittelbare Auswirkun-gen auf das Genick. Das kranke Genick verhält sich dabei wie ein Trichter, in den alle störenden Einflüsse münden.

Migräne begünstigende und auslösende Umstände (2)

| Migräne auslösende Umstände |

Auslösung atypischer Migräne

- Nahrungsmittel- und Medikamenten-Unverträglichkeiten (UVT)
- UVT auf Zusatzstoffe in Nahrungsmitteln und Medikamenten
  (z.B. Geschmacksverstärker, Konservierungsstoffe, Emulgatoren)
- Verdorbene Nahrungsmittel (z.b. Fisch, Fleisch, Milchprodukte)

Auslösung typischer Migräne

- hormonelle Einflüsse   • Psychostress
  (z.b. Östrogen)   • Selbstüberforderung

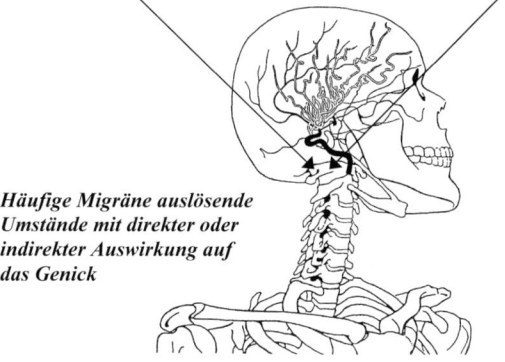

Häufige Migräne auslösende
Umstände mit direkter oder
indirekter Auswirkung auf
das Genick

| Gemeinsame *Ursachenkette* der Migräne ohne Aura
unabhängig von auslösenden Umständen |

- Fortschreitende Bewegungsverluste des Genicks zwischen
  Schädelbasis und erstem Halswirbel.
- Akuter Ausfall des Genicks durch Blockierung des ersten
  Halswirbels in einer Dreh-Fehlstellung.

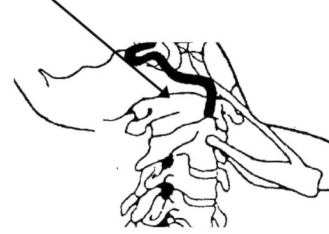

Entsorgung

Therapie: Das programmierbare Ende der Migräne

»Migräne hat sicher nichts mit der Halswirbelsäule zu tun«. Solange dieser Irrtum das offizielle Richtmaß der Migräne-Therapie bleibt, wird sie zwangsläufig erfolglos bleiben und Migräne weiterhin zu den unheilbaren Leiden zu zählen sein.

Warum das so ist, darüber kann man nur spekulieren. Schon Mitte des vorvergangenen Jahrhunderts gab es Wissenschaftler, die einen Zusammenhang zwischen Migräne und Veränderungen der Halswirbelsäule vermuteten, nur beweisen konnten sie es nicht. Es gab damals noch keine Röntgenuntersuchungen. Patienten berichteten damals wie heute, dass sie Schmerzen seitlich im Nacken unterhalb des Schädelknochens verspürt hätten, bevor die eigentlichen Migräne-Schmerzen losgegangen seien. Manche berichteten auch – damals wie heute – über Schmerzen in der Schulter, auf der gleichen Seite, auf der sich wenig später der typische Migräne-Schmerz entwickelt habe. Ärztlicherseits wurden solche Berichte – wie wir von unseren Patienten des Öfteren erfuhren – meistens nur achselzuckend zur Kenntnis genommen.

Der Begriff »Hals-Migräne« (Migraine cervicale), bis vor etlichen Jahren in ärztlichen Kreisen noch gebräuchlich, wurde von Professoren, die darüber wachen und bestimmen, was über Migräne gedacht und geschrieben werden darf, als »verwirrend und überholt« abgelehnt, weil Migräne »mit Veränderungen der Halswirbelsäule, insbesondere auch der Halswirbelsäulengelenke und Bandscheiben ... nichts zu tun hat.«

Andererseits wurden mit dem Begriff »Hals-Migräne« recht zutreffend einige typische Migräne-Symptome beschrieben: »Hinterkopfschmerzen mit Druckgefühl hinter den Augen, Schwindel, Gleichgewichtsstörungen, Augen-

flimmern, vasomotorische Störungen« (Durchblutungsstörungen). Das Problem der Professoren war es, dass sie sich
bei der Beurteilung möglicher Einflüsse der Halswirbelsäule im Zusammenhang mit der Verursachung der Migräne nur auf strukturmorphologische Veränderungen (Veränderungen an Gestalt und Form von Knochen, Knorpeln
und Bandscheiben, häufig infolge von Abnützung) kon-
zentrierten, an andere Möglichkeiten jedoch nicht dachten,
bzw. andere von anderen vorgedachte Möglichkeiten als
»unbewiesen, abwegig, gesicherten wissenschaftlichen
Kenntnissen entgegenstehend« verwarfen.
Das Problem bei der Migraine cervicale war, dass man
lange Zeit geglaubt hatte, die Symptome hätten vor allem
etwas mit Durchblutungsstörungen der Wirbelsäulen-
arterie zu tun. Dies hat sich aber nicht beweisen lassen.
Insofern ist die Ablehnung des Begriffs vielleicht verständlich.
Nachdem an der Halswirbelsäule (HWS) weiter nichts
Verdächtiges gefunden werden konnte, was der Anfallsartigkeit der Migräne Rechnung getragen hätte, hat man
sich anderen Ideen zugewandt und die HWS als möglichen
Migräne-Produzenten völlig auf die Seite geschoben.
Anfang der 80er Jahre des letzten Jahrhunderts kam man
auf die Idee, nachzuschauen, was sich in Blut und Nervenwasser während eines Migräne-Anfalls abspielte. Dabei
wurden typische Veränderungen gefunden, die belegten,
dass der Migräne-Anfall u.a. Reaktionen in und an Blutgefäßen des Gehirns verursacht, die anschließend wieder
verschwinden oder deutlich zurückgehen. Außerdem wurden bei Migräne-Patienten im Nervenwasser bestimmte
Stoffe (z.B. »Serotonin«, ein Nervenbotenstoff, der für die
Schmerzabwehr große Bedeutung hat) in höherer Konzentration gefunden als bei Gesunden. Im schweren Migräne-
Anfall wurden darüber hinaus Veränderungen des Blut-

verteilungsmusters im Gehirn sowie Veränderungen der Hirnstromkurven nachgewiesen.

Diese und andere Befunde belegten, dass es sich bei der Migräne um einen »Vasomotorenkopfschmerz« handeln musste (Kopfschmerz, der durch Gefäßkrämpfe entsteht), dessen eigentliche Ursache zwar nach wie vor unbekannt war, mit der Halswirbelsäule aber nicht das Geringste zu tun haben konnte.

Die Ergebnisse dieser Fehleinschätzung sind bekannt: In Deutschland gibt es ungefähr acht bis zwölf Millionen Migräne-Patienten, wovon rund zehn Prozent, das sind 800.000 bis 1,2 Millionen Patienten, als austherapiert oder »therapieresistent« gelten, was soviel heißt wie: Anfälle und Schmerzen trotz oder auch wegen der Medikamente; alles in allem hoffnungslose Fälle.

Natürlich geht es hier nicht darum, längst Bewiesenes in Frage zu stellen oder längst Bewiesenes umzudeuten. Es geht jedoch darum, das in Frage zu stellen, was dem längst Bewiesenen bei dessen weiterer Aufklärung offensichtlich im Wege steht.

Die gestörte Vasomotorik der Hirngefäße (Steuerung der Eng- und Weitstellung von Blutgefäßen – daraus abgeleitet das Wort »Vasomotorenkopfschmerz«) ist zwar der bestimmende, zentrale Wirkmechanismus der Migräne im Anfall, aber diese gestörte Vasomotorik ist nur der Geist aus der Flasche, nicht die Flasche selbst.

Migräne hat nach unseren Erkenntnissen und im Gegensatz zur derzeit noch gültigen Lehrmeinung einen zweiphasigen Verlauf. Die erste Phase spielt sich im Bereich von Schädelbasis und Genick ab: Flasche. Die zweite Phase ist die vasomotorische Anfallsphase: Geist.

In Phase 1 kommt es innerhalb weniger Minuten zum kompletten Funktionsausfall des Genicks zwischen erstem Halswirbel und Schädelbasis, in der Regel durch

Blockierung des ersten Halswirbels in einer Dreh-Fehlstellung. In Phase 2 erfolgt die Reizung der ersten drei Halsnerven und der mit ihnen in Verbindung stehenden Hirnnerven. Vor allem aber die Reizung des obersten Nervenknotens des sympathischen Grenzstrangs, die zur Verengung bestimmter Hirngefäße führt (selektive Vasokonstriktion) mit den im Übrigen bekannten, vorhin angesprochenen Folgen, aus denen sich der überwiegende Teil der Anfalls-Symptome entwickelt.

Diese Zusammenhänge lassen sich aus der Auswertung der Krankenvorgeschichten unserer Patienten, aus den Schmerztopografien (Beschreibungen der Schmerzentstehung und -ausbreitung im Anfall), den Röntgen-Untersuchungen (Röntgen-Funktions-Analysen der Halswirbelsäule) sowie den klinischen Untersuchungsergebnissen, vor allem aber aus den uns zugänglichen Ergebnissen der neuroanatomischen Grundlagenforschung, ableiten (die Neuroanatomie befasst sich mit der Erforschung der Nerven, ihrer Baupläne und Funktionen).

Unsere Behandlungsergebnisse haben diese in sich logischen Zusammenhänge klinisch bestätigt. Dazu vorweg ein Zitat aus der nachfolgend angesprochenen, wissenschaftlichen Untersuchung zur Wirksamkeit der Therapie: »Direkte positive Effekte (Immediateffekte) der einzelnen Interventionen ließen sich konsistent immer dann beobachten, wenn die aktuellen Werte vor der jeweiligen Therapie eine nennenswerte Höhe hatten«.

Zur Verlaufsbeobachtung und -aufzeichnung lassen wir vor Behandlungsbeginn jedem Patienten eine Liste mit 32 Krankheitszeichen (Symptome) vorlegen, die im Zusammenhang mit einer Migräne auftreten können. Zu jedem Symptom gibt es elf Kästchen mit Zahlen von null bis zehn. Jedem Kästchen ist also eine Zahl zugeordnet. In die Kästchen macht der Patient bei derjenigen Zahl ein Kreuz, die seiner Meinung nach sein augenblickliches Befinden am besten wiedergibt. Null bedeutet: keine Beschwerden, zehn bedeutet: stärkste Beschwerden. Alles Andere liegt dazwischen.

Da jeder Patient vor und zirka eine halbe Stunde nach der Behandlung diese sogenannten »Daten der aktuellen subjektiven Befindlichkeit« ausfüllen muss, erhalten wir eine lückenlose Übersicht über die Behandlungsergebnisse in jedem Einzelfall und können so den Verlauf einzelner Symptome genau verfolgen und unsere Behandlungsmaßnahmen gezielt darauf abstellen.

Nochmal kurz zurück zur oben zitierten wissenschaftlichen Untersuchung. Frei übersetzt wurde dort festgestellt, dass »mit der Therapie immer dann besonders bemerkenswerte, unmittelbare Wirkungen erzielt werden konnten, wenn die Ausgangslage zuvor besonders schlecht war«. Die Therapie erfüllt also die wichtigste an sie zu stellende Anforderung: Sie ist erfolgreich. Die von uns vermuteten Wirkmechanismen der Migräne-Entstehung vom Genick aus wurden von den durchweg positiven Therapieergebnissen praktisch bestätigt. Denn der zentrale Angriffsort der Therapie war in allen in die Untersuchung einbezogenen Fällen das Genick.

Wir sprachen vorhin vom Zweiphasenverlauf der Migräne und von der Migräne als dem Geist in der Flasche. Eine alte Weisheit lehrt: Wer die Flasche hat, hat auch den Geist. Wenn die Flasche das Genick ist, können wir den Geist darin unter Verschluss halten, wenn wir das Genick sanieren. Wir müssen nur die Phase 1 (Genickphase) behandeln, dann kann die Phase 2 (Anfallsphase) gar nicht erst entstehen. Falls sie schon da sein sollte (Anfall), führt die Ausschaltung der Phase 1 zu ihrem Zusammenbruch und damit zur Auslöschung der Migräne. Das passiert im

Ergebnis immer, prompt und rückstandsfrei, das heißt, alle
Akutsymptome gehen in der Regel auf Null.
Ein unabhängiges, staatliches Forschungsinstitut hat – wie
schon angedeutet – unsere lückenlos dokumentierten Be-
handlungsverläufe und -ergebnisse zwischen 1994 und
1997 unter die Lupe genommen und die Wirksamkeit der
Therapie wie folgt beschrieben: »In diesem Sinne sind die
vorliegenden Daten als klinisch relevanter Behandlungserfolg bei therapieresistenter Migräne ... zu werten« und an
anderer Stelle: »Demnach wäre vorliegend von einer spezifischen Wirkung auszugehen«. Zu Deutsch: »Mit der
Therapie wurden bei hoffnungslosen Migräne-Fällen be-
deutende Behandlungserfolge erzielt. Die Therapie entfal-
tet dabei (offenbar) eine besondere Wirkung (gegen die
Migräne)«.
Im Kapitel »Turboeffekt« haben wir die Bedeutung der
oberen Brustwirbelsäule als Anfallsbeschleuniger heraus-
gestellt. Dieser Bedeutung trägt die derzeit letzte Aus-
baustufe der Therapie Rechnung. Damit konnten wir seit
Anfang 1997 die Behandlungsergebnisse noch einmal ver-
bessern und die Behandlungsdauer um rund eine Woche
verkürzen. Die vom staatlichen Forschungsinstitut untersuchten Fälle wurden noch nach der bis dahin bewährten
Methode vom Hals aus behandelt unter Ausschluss der
oberen Brustwirbelsäule.
Kernstück der gegenwärtigen Therapie ist nach wie vor
die Cervicale Selektive Rezeptoren-Blockade, auf die wir
vielfach bereits hingewiesen haben und über die wir im
Kapitel »Stichworte« etwas ausführlicher berichten werden.
Auch innerhalb der Cervicalen Selektiven Rezeptoren-
Blockade ist der Bereich zwischen Schädelbasis und erstem Halswirbel (oberer Anteil des Genicks) zentraler Angriffsort der Behandlung.

Da wir immer nur mit verdünnten Lokalanästhetika (Medikamente zur örtlichen Schmerzausschaltung) arbeiten, sehen wir immer wieder verblüffte Gesichter und staunendes Kopfschütteln, wenn wir damit Schmerzen auslöschen, ohne jedoch irgendein Betäubungs- oder gar Lähmungsgefühl zu erzeugen. Zwar weisen wir in jeder Schmerz-Analyse (Näheres dazu im Kapitel »Stichworte«) darauf hin, dass dies immer so abläuft, nur glauben tut's niemand. Jeder weiß: Wenn er zum Zahnarzt geht und dort eine Spritze bekommt, tut das Bohren nicht weh und das Reißen des Zahns auch nicht. Nur, er hat währenddessen und erst recht hinterher eine taube Gesichtshälfte, und wenn er Pech hat, »fehlt« ihm ein Teil seiner Zunge: Die Sprache wird verwaschen und er muss aufpassen, dass er sich nicht auf die Zunge beißt. Daher ist der Glaube an die wundersame Schmerzbefreiung ohne Taubheitsgefühl bei unseren Patienten am Anfang praktisch null.

Wir wussten, dass es möglich sein musste, allein durch Ausschaltung von Schmerzrezeptoren Schmerzen ohne Erzeugung von Taubheit zu beseitigen. Dennoch hat es fast vier Jahre gedauert, bis wir die Verdünnung herausgefunden hatten, mit der alle Patienten gleichermaßen mit jeweils denselben Ergebnissen (Schmerz- und Symptomfreiheit) nebenwirkungsfrei (ohne Taubheitsgefühle zu erzeugen) behandelt werden konnten. Früher hatten wir zwei verschiedene Lokalanästhetika und pro Lokalanästhetikum sechs verschiedene Verdünnungen, heute nur noch eines in einer einzigen Verdünnung.

Die nächste Hürde war die unter Patienten weit verbreitete Spritzenangst. Erstens überhaupt und zweitens vor so vielen Nadeln. Denn wir müssen täglich zweimal behandeln und das über einen Zeitraum von drei bis vier Wochen – je nach Alter des Patienten – und pro Behandlung zwei bis vier Nadeln legen. Früher waren es einige mehr.

Diese Hürde zu überspringen half uns die Natur. Da Schmerzrezeptoren nicht wie die meisten anderen Rezeptoren eingehüllt sind, sondern wie blanke Kupferdrähte im Gewebe liegen, werden sie vom verdünnten Lokalanästhetikum spontan ausgeschaltet. Der Vorgang dauert im gesunden Gewebe nur eine bis eineinhalb Sekunden. Daher erfolgt auch die Schmerzausschaltung innerhalb dieser Zeit, im kranken Gewebe dauert es doppelt bis viermal so lang. Mit ein paar Kunstgriffen lässt sich erreichen, dass der Vorschub der Injektionsnadel im gesunden wie im kranken Gewebe praktisch schmerzfrei erfolgt. In seltenen Fällen kann ein kurzdauernder Schmerz geringer bis mittlerer Stärke auftreten. Betroffen davon sind vor allem jene Patienten, die nach langdauerndem, häufigem und übermäßigem Gebrauch von Schmerzmitteln wie Aspirin[®] und seine Verwandten vorübergehend schmerzüberempfindlich geworden sind.

Wir arbeiten bei der Cervicalen Selektiven Rezeptoren-Blockade direkt »vor Ort«, vor allem – wie gesagt – im Bereich des Genicks: Zwischen äußerer Schädelbasis und erstem Halswirbel. Das bedeutet, dass wir dafür in der Regel Nadeln benötigen, die (je nach Größe des Patienten und dessen Halsverhältnissen) zwischen 60 und 80 Millimeter lang sein müssen. Fragt man jedoch einen Patienten hinterher, was oder wieviel er von der Nadel denn gespürt habe, berichtet er vom Einstich in die Haut und von ungefähr drei oder vier, höchstens fünf bis sechs Millimetern gefühlter Nadellänge im Gewebe.

Wenn ich andauernd von *dem Patienten* schreibe statt von *der Patientin*, mögen mir dies die Damen bitte freundlichst verzeihen. Diese Schreibweise sollte nur einer gewissen Vereinfachung dienen und ist keineswegs Ausdruck männlicher Überheblichkeit in Zeiten der Gleichberechtigung. Nur dauernd von »der Patientin/dem

Patienten« bzw. von »ihr/ihm« zu schreiben, wäre sicher etwas mühsam und würde zum besseren Verständnis wahrscheinlich auch nicht übermäßig viel beitragen. Darf ich mir erlauben wie bisher fortzufahren?

Danke!

Man kann bei den meisten Patienten selbst den Einstich der Nadel schmerzlos vornehmen. Dazu gibt es einen kleinen Trick: Wenn man genau hinschaut, entdeckt man fast überall auf der Haut kleine weiße, unregelmäßig begrenzte Flecken von ein bis drei Quadratmillimetern Größe. Die sind offenbar nur spärlich oder überhaupt nicht mit Schmerzrezeptoren besetzt. Daher ist der Einstich dort praktisch schmerzfrei.

Nun wird man vielleicht einwenden, dass man sich bei der Wahl des Einstichortes doch nicht nach diesen kleinen, weißen Flecken richten kann, wo es doch bei der Therapie – wie immer behauptet wird – um Millimeterarbeit geht. Doch, kann man, weil diese Flecken bisweilen millimeterdicht beieinander liegen und daher die »Millimeterarbeit« nicht gefährdet wird. Wo sie fehlen oder nicht dicht genug beieinander liegen, geht das natürlich nicht.

Die nächste bange Frage ist die nach dem Risiko der Therapie. Zur Risikominderung auf praktisch null haben wir uns eine Technik ausgedacht, bei der die hinteren Wirbelbögen das Rückenmark auf ganz natürliche Weise vor Verletzungen schützen und die Wirbelkörper sowie deren Querspangen die großen Gefäße und Nerven. Daher haben wir mittlerweile gut eine Million solcher Stiche durchgeführt, ohne irgendeine auch nur vorübergehend aufgetauchte Komplikation, geschweige denn eine Verletzung, die am Ende gar dauerhafte Schäden verursacht hätte. Zugegeben: Auch das ist natürlich nicht nur die Folge besonderer Aufmerksamkeit, Kunstfertigkeit oder übermenschlicher Fähigkeiten, sondern vor allem das Er-

gebnis eines nicht ganz ungeschickten Kunstgriffs beim
Vorschieben der Nadel. Den wollen wir in diesem Zusammenhang aber gerne noch eine Weile für uns behalten.
Zur Abrundung des Themas gehört noch der Hinweis, dass
man sich die Sache mit den Injektionen nicht so vorstellen
darf, dass da einer ein paar große Spritzen in der Hand hält
mit langen, dicken Nadeln dran und damit in den Hals
sticht wie andernorts einer in den Po. Solch eine tech-
nische Ausrüstung ließe sich niemals millimeter- und winkelgenau, stundenlang und dabei anspannungsfrei hand-
haben.
Damit das geht, haben wir die »normale Spritze« so umgebaut, dass man als Behandler nur noch das Gewicht der
Nadel in der Hand hat, und das liegt so zwischen 1,5 und
zwei Gramm. So ausgerüstet kann man die Nadel in der
Tat millimeter- und winkelgenau führen, ohne dabei zu
ermüden. Was aber vielleicht noch viel wichtiger ist: Man
hat hinter der Nadel ein absolut sicheres Gefühl, in welcher Gewebsschicht man sich befindet, weil man die geringste Änderung der Gewebshärte sofort spürt. Außerdem
verwenden wir dafür besondere Spritzen mit besonders
leichtgängigen Kolben, so dass wir sofort merken, ob
Flüssigkeit auf ein hartes oder weiches Gewebe trifft. Fast
müßig zu erwähnen, dass wir natürlich auch extrem dünne
Nadeln verwenden.
Mit noch einem weiteren kleinen Kunstgriff haben wir
dafür gesorgt, dass selbst nach drei oder vier Wochen
Therapiedauer von den Einstichstellen so gut wie nichts zu
sehen ist, von blauen, grünen oder gelben Flecken ganz zu
schweigen: Propolis, das Kittharz der Bienen, in 70pro-
zentigem Alkohol, hilft uns dabei.
Pillen, Kapseln, Zäpfchen und Tröpfchen helfen bei der
Migräne, die Symptome des Anfalls zu unterdrücken und
in den Anfängen der Erkrankung auch gänzlich zu

löschen. Mit den Jahren schwindet meist die Hoffnung, der nächste Anfall möge doch etwas später oder vielleicht gar nicht mehr kommen. Man hört zwar immer mal wieder davon, dass während einer Schwangerschaft die Anfälle ausgeblieben waren oder seltener auftraten, oder dass manchmal sogar nach einer Operation die Anfälle leichter und seltener wurden (öfter noch hört man darüber das Gegenteil) oder in den Wechseljahren ganz verschwanden. Hoffnung bleibt die Mutter des Gedankens, Enttäuschung die viel häufigere Wirklichkeit.

Es ist einsichtig, dass schwere Bewegungsstörungen des Genicks mit Zäpfchen, Tröpfchen, Pillen und Ähnlichem nicht zu beseitigen sind. Es ist aber auch einsichtig, dass andere, begleitende und die Migräne verschärfende Umstände, die direkt nichts mit dem Genick zu tun haben, durch die gebräuchliche Medizin günstig zu beeinflussen sind und die davon ausgelöste Migräne logischerweise auch. Daher: Solange die Anfälle nicht ausufern, solange also Anfallshäufigkeit und -dauer nicht erheblich zunehmen, solange Anfälle zum Beispiel nur während der Regelblutung (Menstruation) auftreten, sind herkömmliche Medikamente in vernünftiger und ärztlich kontrollierter Einnahmemenge und -häufigkeit in der Regel eher unproblematisch.

Die Anfallsunterdrückung durch vorbeugende Maßnahmen mit Medikamenten, welche die geregelte Arbeit der Blutgefäße beeinflussen, ist aus unserer Sicht schon eher problematisch. Weil das nach dem Gießkannenprinzip funktioniert: Alle (Blutgefäße) bekommen was ab, auch jene, die gar nichts dafür können, deren geregelte Arbeit davon aber nicht unbehelligt bleibt. Die es in Wirklichkeit betrifft, werden nach unseren Erkenntnissen in ihrer geregelten Arbeit jedoch von Mechanismen gestört, die in der oberen Brustwirbelsäule oder im Genick zu suchen sind und hinter denen nicht ganz selten eine Verbiegung der Lendenwirbelsäule steckt. Wenn herkömmliche Medikamente versagen oder zu versagen drohen, sollte man keinesfalls zu immer höheren Dosen greifen, garniert mit wahllosem Wechsel der Präparate oder gar alles Mögliche durcheinander nehmen. Schon gar nicht aus dem großen Topf der Rezeptfreien, und dann noch den eigenen Wunderdoktor spielen. Das geht nicht lange gut: Erstens gibt es den Medikamentenkopfschmerz, zweitens gibt es eine kranke Niere und drittens garantiert noch mehr Schmerz, nicht nur im Kopf, wie manch armer Tropf ja selbst schon gemerkt hat.

Es gibt nicht wenige »aussichtslose« Fälle, denen schulmedizinische Behandlungsweisen nicht mehr helfen konnten, die aber mit Akupunktur glänzend zurecht kamen. Akupunktur beeinflusst das sympathische Nervensystem und damit die Durchblutung. Und diese ist im Gegensatz zum Gießkannenprinzip der Durchblutungsförderer aus der Schachtel ziemlich selektiv (ausgewählt).

Das Prinzip der selektiven Beeinflussung der Durchblutung kommt den Erfordernissen einer Migräne offenbar entgegen. Daher wirkt Akupunktur nach unseren Beobachtungen bis hin zu mittelschweren Fällen mit zwei bis drei Anfällen pro Monat auch oft erstaunlich gut. Die schweren Fälle mit ein bis drei Anfällen pro Woche, deren Anfallshäufigkeit nicht einfach nur auf erhöhter Anfallsbereitschaft infolge Medikamentenübergebrauchs beruht, packt auch die Akupunktur nicht mehr. Im Falle eines Medikamentenübergebrauchs (etwas weniger freundlich auch »Missbrauch« genannt) mit der Folge erhöhter Anfallshäufigkeit kann allerdings Akupunktur nach Absetzen der Schädlinge durchaus wieder hilfreich sein.

Die schweren Fälle sind unsere Fälle – und natürlich die »hoffnungslosen« unter den schweren. Für die lohnt sich der Aufwand unserer Therapie auf jeden Fall. Eine andere Chance haben sie ohnehin nicht, und die Chance, mit dieser Therapie die Migräne loszuwerden, liegt nach unseren neuesten Daten bei über 90 Prozent. Die unverzichtbare, absolut zuverlässige Mitarbeit (Compliance) des Patienten während der Behandlung vorausgesetzt. Über 90 Prozent ist eigentlich eine unglaubliche Zahl. Solche Behandlungserfolge werden normalerweise nur von Scharlatanen versprochen, die Unheilbares für heilbar erklären, Hoffnungen wecken und enttäuschen – und davon gut leben.

Dazu wollen wir uns natürlich nicht so gerne zählen lassen. Was also erklärt diese unglaubliche Zahl? Zum besseren Verständnis der möglichen Gründe möchte ich einen zunächst sehr gewagt erscheinenden Vergleich anstellen: Jahrhunderte lang sind in allen jemals geführten Kriegen wesentlich mehr Menschen durch Seuchen (Pest, Typhus, Cholera u.a.) umgekommen als durch Waffenwirkung. Mit riesigem medizinischem Aufwand damaliger Zeiten konnten dabei nur ganz Wenige gerettet werden. Die Erkrankungen galten früher alle als unheilbar.

Wenn den Betroffenen oder ihren Ärzten damals einer gesagt hätte, er habe ein Pulver (zum Beispiel ein Antibiotikum), mit dem er alle wieder gesund machen könne, hätte man ihn sicher für verrückt erklärt – oder selig gesprochen, nachdem man's damit versucht hatte.

Das Penicillin musste aber leider erst noch gefunden werden. Danach aber konnte man die großen Seuchen tatsächlich erfolgreich bekämpfen. Und auf einmal waren die sonst sicher tödlich verlaufenden Infektionen heilbar.

Nur weil einer durch den Wald ging und sich wunderte, warum Pilze und Bakterien sich gegenseitig aus dem Wege gehen (abgesehen von Flechten, wo Pilz und Bakterium in einer Lebensgemeinschaft zum beiderseitigen

Vorteil zusammen sind). Und weil der, der durch den Wald ging und dies beobachtete, auf die Idee kam, den Dingen auf den Grund zu gehen. Er zerrieb getrocknete Pilzfäden über einem vorher angezüchteten Bakterienrasen und beobachtete, wie die Bakterien nach wenigen Stunden weniger wurden und schließlich ganz verschwanden. Dann machte er sich daran, den wirksamen Stoff der Pilze gegen die Bakterien zu suchen. Als er ihn hatte, fand er auch noch die chemische Formel dazu und konnte damit das wirksame Pulver in großen Mengen herstellen (lassen).

Das einzige, womit ich mich bei dieser Geschichte vergleichen möchte, ist ihr Anfang: »Einer ging durch den Wald und wunderte sich ... « Leicht abgewandelt hört sich das so an: »Einer stand vor seinen Patienten und ärgerte sich, weil er nicht wusste, warum die immer erst Schmerzen im Hinterkopf oder in den Schultern hatten, bevor sie ihre Migräne bekamen.«

Dieser Ärger führte zur Suche nach den Hintergründen, und die Suche danach führte schließlich zum Urheber von Schmerz und Ärger, dem Genick. Von dort aus war es immer noch ein reichlich langer Weg, bis die Anfallsbedingungen für Migräne gefunden waren. Aber danach ging's steil bergauf. Vor allem therapeutisch.

Wenn einer was gefunden hat, woran andere nur achtlos vorbeigingen, ist es nicht verwunderlich, dass er auf einmal Erfolge hat in einer Größenordnung, von der die Achtlosen nur träumen können. So sind die – vor allem in jüngerer Zeit – über 90 Prozent erfolgreich verlaufener Behandlungen »hoffnungsloser« Fälle weder »Guru-« noch »Plazebo-Effekte«, wie die Achtlosen unverdrossen weiterhin behaupten, ohne dafür jemals einen stichhaltigen Beweis erbracht zu haben.

Das Pikante daran ist, dass just jene, deren therapeutisches

Wirken bei schwer betroffenen Migräne-Patienten in der Verordnung immer neuer, dem Grunde nach nicht selten sinnloser Kombinationen von Medikamenten besteht sowie in der Verordnung von solchen, welche die Nebenwirkungen der Kombinationen lindern sollen. Wenn also ausgerechnet sich jene als Kritiker derjenigen profilieren wollen, deren unbestreitbare Behandlungserfolge sie nicht einmal näherungsweise erreichen.

Darunter gibt es übrigens auch ganz besondere Spezialisten. Die behaupten doch glatt sogar noch vor Gericht, dass zum Beispiel ein Patient, dessen Kopfschmerzanfälle zuvor von zahlreichen Fachneurologen (das sind jene Glaubensbrüder, denen man am Ehesten zutraut, etwas von Migräne zu verstehen) eindeutig als Migräne diagnostiziert wurde, gar keine Migäne haben konnte, weil unsere Behandlung unzweifelhaft heilsam war, Migräne aber »nach heutiger Erkenntnis unheilbar« ist.

Vielleicht noch etwas zum »Guru-Effekt«. Auch ein beliebter Einwand mancher Besserwisser. Unter einem »Guru-Effekt« versteht man gemeinhin die Fähigkeit eines Arztes, durch seine Persönlichkeit und Überzeugungskraft den Glauben an eine mögliche Heilung zu nähren und diese allein dadurch auch zu bewirken. »Plazebo-Effekt« bedeutet: Scheinheilung mit einem eigentlich unwirksamen »Medikament« oder einer eigentlich unwirksamen Behandlung.

Also: Die hohe Trefferzahl ist einfach damit zu erklären, dass wir der Migräne an die Wurzeln gehen. Die vergleichsweise schlechteren Ergebnisse der Achtlosen erklären sich daraus, dass die immer noch nach den Wurzeln suchen – oder aus sehr guten wirtschaftlichen Gründen alles beim Alten lassen wollen.

Einer von den Wurzelsuchern war bei einem Expertengespräch dabei, an dem ich auch teilnahm. Ein namhafter

Buch- und Zeitschriftenverlag wollte ein Buch über Migräne herausbringen und hatte zu dieser Expertenrunde eingeladen. Die Runde zählte ungefähr zwanzig Köpfe. Das gesammelte Wissen dieser Leute sollte in dem Buch verarbeitet werden.

Einer stellte sich so vor:»Mein Name ist C.D., ich bin Ordinarius (Lehrstuhlinhaber an einer Universität) für Neurologie ... und vertrete hier die Interessen der Deutschen Kopfschmerz- und Migränegesellschaft«.

Sehr aufschlussreich, dachte ich. Dieser Experte sollte also sicherstellen, dass nur das über Migräne laut gedacht und nachher geschrieben werde, was der gängigen Lehrmeinung und handfesten wirtschaftlichen Interessen entsprach. Das heißt zwangsläufig, der von der Fachgesellschaft vertretenen Lehrmeinung über Herkunft und Behandlung der Migräne.

Was die 800.000 bis 1,2 Millionen austherapierten Migräne-Patienten in Deutschland davon haben sollten, denen die Umsetzung dieser Lehrmeinung bisher jede Chance auf eine Besserung ihres Leidens verwehrt hatte, schien dabei offensichtlich weniger interessant.

Der Verlag wollte in dem Buch auf vier Extraseiten über unsere Therapie berichten. So hatten sie es mit mir ursprünglich verabredet. Daraus wurde nichts. Als das Buch erschien, war dort keine Silbe darüber gedruckt. Auch keiner meiner Diskussionsbeiträge aus dem Expertengespräch. Ich stand nur noch auf der Teilnehmerliste.

Der Vertreter der Deutschen Kopfschmerz- und Migränegesellschaft hatte die Interessen der Gesellschaft ausgesprochen erfolgreich vertreten. Übrigens nicht zum erstenmal. Doch das wäre eine ganz andere Geschichte ...

Schade, dass das in Deutschland immer erst so herum laufen muss. Wie mit der Akupunktur. Jahrzehntelang hat sie vergeblich um Anerkennung gekämpft, wurde von der

Schulmedizin belächelt und beiseite geschoben. Als die Erfolge niemand mehr leugnen konnte und der Druck der Öffentlichkeit immer stärker wurde, hat man ihre wissenschaftliche Erforschung mit ein paar Millionen unterstützt und ihr eine eigene Ziffer im Leistungsverzeichnis der Krankenkassen gegeben.

Die »bewahrende«, in vieler Hinsicht ängstlich anmutende deutsche Schulmedizin könnte in dieser Hinsicht vielleicht von den Amerikanern lernen. Die saugen alles Neue begierig auf wie ein Schwamm. Und arbeiten damit. Wenn wir das genauso täten, würden wir vielleicht in beiderlei Hinsicht nicht mehr so viel von ihnen zu lernen haben.

Wer in Deutschland was Neues macht und nicht zum Establishment (einflussreiche Persönlichkeiten) gehört oder dorthin Verbindungen hat oder dorthin nicht gehören möchte, wird erstmal niedergehalten. Wenn er aber das Neue in den USA veröffentlicht und damit dann nach Deutschland zurückkehrt, wird er beklatscht. Ob das der richtige Umweg zur wissenschaftlichen Anerkennung ist, mag dahingestellt bleiben.

Übrigens: Ich bin selbst geschulter Schulmediziner, nur ein bisschen weniger von der konservativen Sorte, eher ein bisschen mehr mit Vorwärtsdrang. Und noch was: Ich selbst habe nichts von der Akupunktur, praktiziere sie auch nicht. Halte sie indessen aber auch innerhalb der Migräne-Behandlung für eine wichtige Sache und wünsche ihr auf diesem Wege alles Gute für ein möglichst rasches Fortkommen innerhalb der Grundlagenforschung.

Zurück auf den Boden der Therapie. Neuerdings beziehen wir die obere Brustwirbelsäule in die Behandlung mit ein, und zwar von Anfang an.

Wie weiter vorn berichtet, finden wir bei vielen unserer Patienten dort »funktionelle« Veränderungen und veränderungsabhängige Druckschmerzhaftigkeit. (Funktio-

nelle Veränderungen sind z.B. Verschiebungen, Verbiegungen und Verdrehungen einzelner oder mehrerer Wirbel
gegeneinander und/oder miteinander). Auch funktionelle
Veränderungen sind äußerlich oft kaum erkennbar.
Daher ist es eigentlich schwer vorstellbar, dass ausgerechnet davon ein Migräne-Anfall beeinflusst werden
könnte. Folgerichtig kommt man auch kaum auf die Idee,
dort zu behandeln.
Tut man es entgegen landläufiger Meinung, traut man zumindest anfangs seinen Augen und Ohren nicht. Ein Migräne-Anfall mit den Symptomen: Schläfen-, Stirn- und
Augenschmerz sowie Benommenheit und Übelkeit verab-
schiedet sich fast vollständig. Bereits wenige Minuten
nach Behandlungsende. Vorausgesetzt man hat an der
richtigen Stelle mit der richtigen Maßnahme behandelt.
Richtige Stellen für Stirn- und Schläfenschmerz sowie
Übelkeit sind die Stockwerke zwei und drei der Brustwirbelsäule, für den Augenschmerz die Stockwerke eins und
zwei.
»Richtige Maßnahme« heißt natürlich nicht, dort ein
Quäddelchen zu setzen, sondern Tiefgang bis zum Grenzstrang des sympathischen Nervensystems. (Quäddelchen:
Verniedlichungsform des therapeutischen Verfahrens der
Quaddelung. Dabei wird in die Haut eine Flüssigkeits-
menge von ungefähr einem halben Kubikzentimeter =
einem halben Milliliter gespritzt, die eine kleine Beule in
der Haut – eine »Quaddel« – erzeugt.
Mit der Quaddel-Technik können Schmerzzustände
verschiedener Ursache günstig beeinflusst werden. Für die
Behandlung einer Migräne ist die Quaddeltechnik weniger
geeignet, für schwere Fälle überhaupt nicht). In der Tiefe
der wirbelsäulennahen Weichteile liegen, wie weiter vorn
berichtet, die präganglionären Fasern des Ganglion
cervicale superius. Deren Reizung hat den Migräne-Symp-

tomen zum Durchbruch verholfen. Ihre Ausschaltung führt folgerichtig zum Zusammenbruch dieser Symptome.

Wer sich nun frohgemut an die Behandlung des oberen thorakalen Grenzstrangs machen möchte in der Hoffnung, damit schwere Migräne erfolgreich behandeln zu können, sollte daran denken, dass das Genick in Wahrheit der böse Bube ist. Anders ausgedrückt: Der thorakale Grenzstrang ist ein idealer Einstieg in die Therapie der schweren Migräne. Damit lassen sich nach unseren Beobachtungen schneller als mit der vorrangigen Behandlung des Genickbereichs Entzündungsherde im Gewebe beseitigen. Die Grenzstrang-Behandlung führt in jedem Fall zur Verkürzung der Gesamtbehandlungsdauer.

Der thorakale Grenzstrang – das sei noch einmal ausdrücklich betont – ist zwar der ideale Einstieg in die Therapie, nicht jedoch ihr wichtigstes Werkzeug. Übrigens: Auch die präganglionären Fasern des thorakalen Grenzstrangs schalten wir mit verdünntem Lokalanästhetikum aus. Und folglich auch wieder nebenwirkungsfrei, also ohne Schief- und Schlappauge ... Das Rückenmark scheint den Vorgang der Ausschaltung präganglionärer Fasern zusätzlich zu unterstützen.

Ich muss noch kurz erklären, wie wir unter jeweils laufender Behandlung über den jeweiligen Zustand des Gewebes Kenntnis erhalten:

Die Patienten beschreiben während des langsamen Nadelvorschubs mit Zahlen von null bis zehn ihre Schmerz- oder Druckempfindung (null: keine, zehn: stärkste Empfindung). Die Angaben erfolgen spontan durch Rauf- und Runterzählen. Dabei richten wir unser Augenmerk auf zwei Dinge: Erstens auf die absolute Höhe einer Zahlenreihe, zweitens auf die Zeitabstände zwischen den Zahlen beim Runterzählen (z.B. 4 ... 3 ... 2 ... 1 ... 0). Je kürzer diese Zeitabstände sind oder werden, desto we-

niger Entzündung befindet sich vor der Nadelspitze.
Das Verfahren ermöglicht eine recht zuverlässige
Beurteilung des Entzündungsverlaufs in verschiedenen
Gewebstiefen.
Was vorgestern noch eine »vier« war und heute an gleicher Stelle eine »zwei« ist, hat sich gebessert. Was vorgestern an anderer Stelle eine »drei« war und beim Rück-
wärtszählen von Zahl zu Zahl jeweils über vier Sekunden
benötigte und heute für den gleichen Vorgang nur noch
zwei Sekunden benötigt, hat sich auch gebessert.
Beim Nadelvorschub tritt kaum nennenswerter Schmerz
auf. Genauer gesagt: Migräne-Patienten werden schon
innerhalb der ersten Woche praktisch schmerzfrei und
bleiben es danach auch.
Ausnahme: Bei Patienten mit ein bis drei Anfällen pro
Woche schaffen wir die vollständige Anfallsfreiheit innerhalb der ersten Behandlungswoche nicht: Die (neurogenen) Entzündungen im Gewebe bilden sich in so kurzer
Zeit nicht zurück. Daher bleibt das Gewebe bei diesen
Patienten länger schmerzhaft.
Die bange Frage lautet immer wieder: Hält denn die Therapie auch – oder geht das ganze Theater nach ein paar
Wochen wieder von vorne los? Antwort: Sie hält.
Begründung: Weil das Rückenmark, das bei der Pro-
duktion der Migräne federführend ist, ein Gedächtnis hat.
Das ist eigentlich nicht verwunderlich. Denn Stolpern z.B.
ist – vom Bewegungsablauf her – auch eine reine
Rückenmarksleistung.
Der Stolpervorgang ist, über mehrere Stockwerke verteilt,
in Rückenmark und Gehirn festgelegt. Die Festlegung ist,
ähnlich wie auf der Festplatte eines Rechners, gespeichert.
Andere, viel häufigere Dinge sind auf diese Weise auch in
Rückenmark und Gehirn gespeichert, zum Beispiel Gehen
und Laufen.

Wir stützen uns bei unserer Therapie in Wahrheit auf die Gedächtnisleistung von Rückenmark und Gehirn, genauer gesagt: Wir betreiben die Löschung alter, krank machender Gedächtnisinhalte und ersetzen sie durch neue Inhalte so lange, bis sie von Rückenmark und Gehirn für uns erkennbar – und für den Patienten durch Wegfall von Symptomen spürbar – nach und nach übernommen werden.

Das Ganze ist also ein völlig normales Übungsprogramm (Training). Wie auch im Sport. Nur sind wir uns dort der unentwegten Anforderungen an Rückenmarks- und Gehirnsteuerungen und -regelungen und -änderungen eigentlich gar nicht bewusst.

Bis Gedächtnisinhalte im Rückenmark und Gehirn gelöscht werden, braucht es Zeit. Das muss so sein. Rückenmark und Gehirn müssen im Gegenteil ein ganz erhebliches Beharrungsvermögen haben gegenüber irgendwelchen schnellen Änderungen bzw. Änderungswünschen dauerhaft wiederkehrender Anforderungen.

Stellen wir uns vor, wir legen uns in's Bett. Also eine waagrechte, vergleichsweise ruhige Körperhaltung. Sechs bis acht Stunden lang. Wenn Rückenmark und Gehirn aufgrund dieser stundenlangen Änderung der Körperhaltung ihre Gedächtnisinhalte bezüglich der Bewegungsabläufe beim Gehen löschen würden, würden wir am anderen Morgen nicht mehr wissen, wie wir laufen sollen.

Dieser eigentlich »blöde« Vergleich macht deutlich, welche Folgen eine schnelle Änderung wichtiger Gedächtnisinhalte von Rückenmark und Gehirn für immer wiederkehrende Anforderungen hätte. Also muss in Sachen Gedächtnisänderung alles, was wir dauerhaft (chronisch) brauchen, sehr langsam gehen. Das heißt, die alten Programme dürfen nicht einfach spontan gelöscht werden, nur wegen einer neuen Anforderung.

Die Gedächtnisspur des Schmerzes

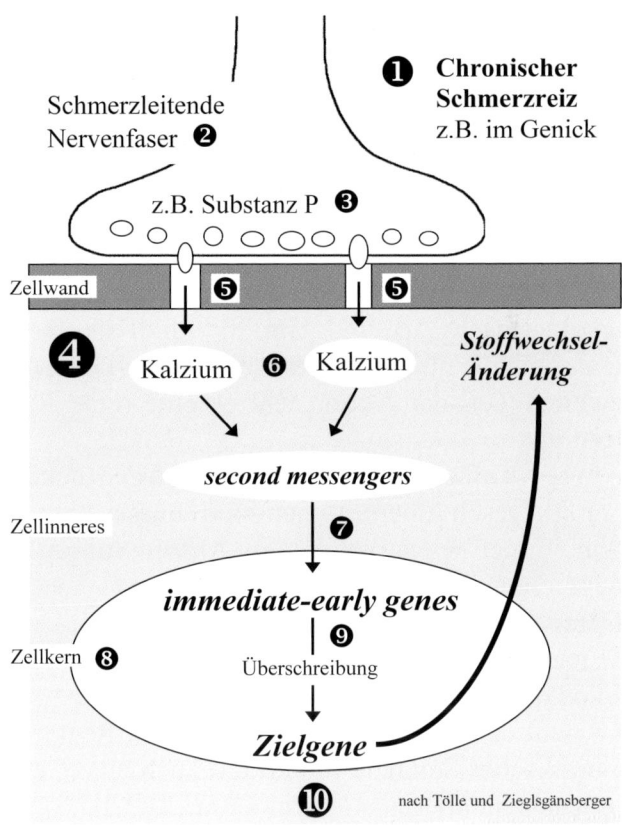

Schmerzleitende Nervenfaser ❷

❶ Chronischer Schmerzreiz z.B. im Genick

z.B. Substanz P ❸

Zellwand

❹ Kalzium ❻ Kalzium

Stoffwechsel-Änderung

second messengers

Zellinneres ❼

immediate-early genes ❾

Zellkern ❽ Überschreibung

Zielgene ❿

nach Tölle und Zieglsgänsberger

Chronischer Schmerzreiz, z.B. im Genick ❶, erregt eine schmerzleitende Nervenfaser ❷. Im Rückenmark überträgt diese die Erregung durch Ausschüttung eines Nervenbotenstoffes, z.B. Substanz P ❸, auf eine andere Nervenzelle ❹. Durch Kanäle ❺ in der Zellwand dringt Kalzium ❻ in die Zelle ein und setzt das »second messenger system« (zweites Boten-System) ❼ in Gang. Dieses zweite Boten-System setzt im Zellkern ❽ befindliche »immediate early genes« (Eiweißstoffe der unmittelbaren Frühreaktion) ❾ frei, die die Erbanlagen der Zelle (Zielgene) ❿ durch Überschreibung (Transkription) so beeinflussen, dass diese den Zell-stoffwechsel ändern, um sich chronischen Schmerz »merken« zu können (»Gedächtnis«). Chronischer Schmerz ruft so eine dauerhafte Änderung des Zellstoffwechsels hervor. Die Freisetzung der Überträger-Gene ❾ kann danach durch die Gabe von zentral, d.h., in Rückenmark und Gehirn wirksamen Schmerzmitteln (z.B. Morphin) nicht mehr wirksam unterdrückt werden.

Andererseits verfügt unser Gehirn über eine »neuronale (bzw. kortikale) Plastizität«.

Damit kann es sich ständig verändernden Bedingungen seiner Umgebung spontan anpassen.

Was wir schnell brauchen, muss auch schnell übernommen werden, zum Beispiel wenn wir mit nackten Füßen in eine Glasscherbe treten, muss ganz schnell eine zweckmäßige Änderung des Gangbildes erfolgen, um die Verletzung zu schonen, so lange, bis sie ausgeheilt ist.

Der erste Teil war die bewusste Wahrnehmung der Verletzung nach Art und Umfang und die Bestellung der Humpelbewegung. Das war eine reine Gehirnleistung. Im zweiten Teil der Aktion war es eine reine Rückenmarksleistung.

Akute Anforderungen werden von Rückenmark und Gehirn rasch übernommen und umgesetzt, Änderungen von immer wiederkehrenden Anforderungen werden dagegen nur zögernd übernommen.

Dahinter steckt die normaler Weise äußerst sinnvolle »Eigensinnigkeit« unseres Gehirns durch Rückgriff auf seine Gedächtnisinhalte.

So geht es auch mit Schmerz und den Reaktionen darauf. Chronischer Schmerz hinterlässt auch eine Gedächtnisspur in Rückenmark und Gehirn.

Wie man sich das grundsätzlich vorstellt, zeigt die nebenstehende Grafik. ➜➜

Die dabei aus unserer Sicht wichtigste, wissenschaftlich gesicherte Beobachtung ist, dass die Freisetzung der Überträger-Gene (immediate-early genes), die durch chronische Schmerzreize »gebahnt« wurde, durch die Gabe von zentral (in Rückenmark und Gehirn) wirksamen Schmerzmitteln, wie z.B. von Morphin, nicht unterdrückt werden kann.

Das heißt zweierlei:

- Erstens sind chronische Reizzustände erforderlich, damit eine längerfristig wirksame Stoffwechseländerung in der Nervenzelle durchgeführt wird, welche die Freisetzung der Überträger-Gene begünstigt.

- Zweitens werden Bahnung oder Hemmung offenbar nur durch einlaufende Erregung der schmerzleitenden Nervenfasern, nicht jedoch durch das Schmerzabwehrsystem des Körpers beeinflusst.

Da das Schmerzabwehrsystem des Körpers seinerseits auch mit morphin-ähnlichen Stoffen (den sogenannten »Endorphinen«) arbeitet, hätte man eine solche Möglichkeit der Beeinflussung, zum Beispiel durch Endorphine, zumindest vermuten können. Weil die aber offensichtlich nicht stattfindet, scheint der Körper auch nur darauf eingerichtet, Schmerz zu beseitigen durch Beseitigung der Ursache, nicht durch Unterdrückung seines Vorhandenseins (seiner Existenz). Dies entspricht der zielorientierten, zweckmäßigen Vorgehensweise beim Akutschmerz infolge Verletzung.

Da chronischer Schmerz aus Sicht des Körpers weder zweckmäßig noch sinnvoll ist, tut er sich bei dessen Beseitigung auch ungeheuer schwer und scheint ohne Hilfe von außen in vielen Fällen ganz und gar hilflos: siehe Migräne!

Wenn also chronischer Schmerz eine Gedächtnisreaktion des Rückenmarks hervorruft, die nur durch chronische Schmerzreize in Gang gekommen ist und wahrscheinlich auch dadurch in Gang gehalten wird, ist es vernünftig und logisch, diese Rückenmarksvorgänge durch Abschaltung der Information »Dauerschmerz« zu beeinflussen. Durch wiederholte, längerfristig vorgenommene Ausschaltung der Information »Schmerz« ist nach unseren Beobachtungen das vorhandene Schmerzgedächtnis (Schmerz-Information) zu löschen.

Das heißt, das Verhalten des Rückenmarksgedächtnisses bei chronischem Schmerz zwingt zur ständig wiederholten Ausschaltung dieser Information und rechtfertigt zugleich diese therapeutische Vorgehensweise.

Theoretisch.

Praktisch wird die Vorgehensweise durch die damit erzielbaren Behandlungserfolge ohnehin gerechtfertigt. Theorie und Praxis laufen hier also Hand in Hand.

Da die Ausschaltung von Schmerz außerhalb von Gehirn und Rückenmark im Wesentlichen nur mit Lokalanästhetika geht, müssen die solange vor Ort eingesetzt werden, bis die gewünschte Änderung der Gedächtnisinhalte im Rückenmark erreicht ist.

Danach sind chronischer Schmerz und alle darauf Bezug nehmenden Reaktionen des Rückenmarks einschließlich Muskelan- und -verspannung und Drosselung der Blutzufuhr erledigt.

Sorgt man dafür, dass das Rückenmark nicht gleich wieder durch alte, fehlerhafte Verhaltensmuster mit alten, fehlerhaften Gedächtnisinhalten gefüttert wird, bleibt alles wie gewünscht: dauerhafte Beschwerdefreiheit.

Uns liegen keine Informationen über Mechanismen anderer Gedächtnisleistungen des Rückenmarks vor. Es kann aber wohl – bei aller dabei gebotenen Vorsicht – davon ausgegangen werden, dass das bisher angenommene, grundsätzliche Strickmuster der Gedächtnisbildung bei Schmerz auch bei anderen Gedächtnisleistungen des Rückenmarks in ähnlicher Weise abläuft.

Das hieße in jedem Fall:

Therapeutische Beeinflussung von pathologischen (hier: »krankhaltenden«) Gedächtnisinhalten des Rückenmarks ist nur möglich durch Zugriff auf die ursächlich auslösenden – pathologischen – Abläufe, nicht jedoch auf deren Folgeerscheinungen. Auch nicht durch Zugriff auf vielleicht vorhandene körpereigene Vorkehrungen der »Schadensbegrenzung«, die wir beim Schmerz in Gestalt der körpereigenen Schmerzabwehr kurz kennengelernt haben.

In diesem Zusammenhang wollen wir noch rasch das zweite Standbein unserer Behandlung ansprechen:

Die Verhaltenstherapie (im weitesten Sinne des Wortes) – von uns auch »Patienten-Intensiv-Training« genannt.

Die Erkenntnis, dass pathologische Gedächtnisinhalte von Rückenmark und Gehirn zwangsläufig zu pathologischen Verhaltensmustern führen müssen, macht verständlich, dass mit der Cervicalen Selektiven Rezeptoren-Blockade allein, selbst in Verbindung mit der Behandlung des oberen thorakalen (zur Brustwirbelsäule gehörigen) Grenzstrangs, Migräne nicht auszurotten ist.

Denn pathologische Verhaltensmuster des Rückenmarks bei Migräne sind – aus Sicht der oberen Brustwirbelsäule und des Genicks – nichts anderes als die Antwort auf jahrelange, unzweckmäßige und überanstrengend aus-geführte Körperhaltung und Körpertätigkeit.

Dahinter steckt natürlich nicht nur die rein körperliche Seite des Problems, sondern auch die psychische. Weil psychische Belastung immer auch Körperhaltung und Muskelspannung beeinflusst, können wir das Genick nicht in Ordnung bringen.

Solange schwerwiegende psychische Probleme nicht gleichzeitig gelöst und unzweckmäßige psychische Ver haltensmuster geändert werden.

So suchen wir zusammen mit dem Patienten nach Lö-sungen, immer unter dem Gesichtspunkt, dass nach Ende der Behandlung sein Hauptproblem, die Migräne, erledigt ist und alles, was an pschychischen Belastungen daraus entstanden war, sich damit gleichzeitig erledigt hat, bzw. in Kürze noch erledigen wird.

Damit wäre die Migräne dann endgültig entsorgt.

Zu begreifen, dass nun alles vorbei ist, und dass man ohne Angst in die Zukunft blicken kann, ist die wohl schwerste Hürde nach dem Ende der Migräne.

Zugleich auch jene Hürde, die zur größten Gefahr für die endgültige Gesundung werden kann.

Denn eines ist klar:

Bis Körper und Geist zehn, zwanzig oder mehr Jahre Migräne verkraftet haben, vergehen noch einige Monate. Die grundsätzlich noch vorhandene Anfälligkeit in den ersten Monaten nach Therapieende darf man nicht verharmlosen.

Dabei gilt: Problembewusstsein führt am ehesten zur Problembewältigung.

Dazu haben wir einen ebenfalls ziemlich »blöden«, aber äußerst wirksamen Spruch: »Es gibt keine Probleme, sondern nur Lösungen«.

Probleme sind eigentlich nichts Anderes als neue Herausforderungen, denen wir uns in der jeweils vorliegenden Form noch nicht stellen mussten. Wofür wir also noch keine oder nur unzureichende Erfahrungen gesammelt haben.

Dieses Verständnis ist wichtig, damit wir zugleich auch verstehen, dass nicht der Blick in den Rückspiegel die Lösung bringen kann, sondern nur die absolut vorwärts gerichtete Betrachtung. Dies so zu sehen und danach zu handeln, ist für Viele die eigentliche Herausforderung bei ihren Problemen.

Will heißen:

Wer in seinen Problemen gräbt, kommt nur tiefer in den Keller. Wer aber von vornherein nach Lösungen sucht, bleibt zukunftsorientiert, nach vorne gerichtet und grundsätzlich positiv. Kommt also auch schneller wieder nach oben. Weil er nicht ständig gegraben hat und daher auch nicht so weit unten war.

Dies zu vermitteln ist vergleichsweise leicht. Dies aber auch umzusetzen, wenn es drauf ankommt, bedarf schon einiger Anstrengung. Schafft dann aber auch Selbstvertrauen. Und Selbstvertrauen setzt positive Energien frei. Das heißt: Du wirst immer erfolgreicher, je öfter Du Dich darin übst und je mehr Selbstvertrauen Du damit gewinnst.

Damit sind wir auch schon beim zweiten Standbein unserer Therapie, dem Patienten-Intensiv-Training mit Informations- und Übungs-Seminaren.

Acht bis zwölf Stunden pro Woche plus Körperschule mit Sport-Gymnastik.

Natürlich können und wollen wir aus Migränikern keine Sportcracks machen. Aber wir wollen sie wieder heranführen an ein lebenswertes Leben ohne Schmerzen und Beschwerden. Mit Allem, was dazu gehört. Dafür lohnt sich der Aufwand allemal.

Einen kleinen Ausschnitt aus der breit gefächerten Palette dieses Patienten-Intensiv-Trainings wollen wir im nachfolgenden Kapitel der »Stichworte« zeigen.

Migräne-Therapie, wie wir sie sehen, ist nicht die Therapie des Genicks oder die Therapie der oberen Brustwirbelsäule. Sondern die Therapie des Menschen, der das Pech hatte, dort oben im Gegensatz zu 90 Prozent seiner Artgenossen schlechte Karten gezogen zu haben.

Ihm den ganzen, daraus erwachsenen Ärger: Die Schmerzen, die Angst, die Depressionen, die Kränkungen und Enttäuschungen und die vielen verlorenen Jahren zu nehmen, ist die therapeutische Aufgabe, der wir uns dabei verpflichtet fühlen.

Der Erfolg ist unsere Triebfeder, die Dankbarkeit unserer Patienten der Lohn und die Ergebnisse schließlich der Beweis:

»Wer heilt hat Recht«.

Stichworte

Wichtige Informationen rund um die Migräne von A bis Z

Der Platz hat leider nicht ganz gereicht, um *alles* Wissenswerte zusammenzutragen und aufzuschreiben. Eine umfassendere Übersicht über weitere Zusammenhänge und Möglichkeiten der Selbsthilfe und Vorbeugung befindet sich in Arbeit.

Abendessen
Allergien
Alles-oder-Nichts-Gesetz
Arthrosen
Atlas-Subluxation
Aufstehen
Auslassdiät
Autofahren
Backpulver
Bananenquark
Bauchschlaf
Bauernregel
Benzoate
Brille
Brustwirbelsäule
Cervicale Selektive Rezeptoren-Blockade
Depressivität
E-Nummern
Eisprung-Migräne
Emulgatoren
Essig
Fehleiweiß
Frisör
Frühstück
Ganglion cervicale superius
Genick
Geschmacksverstärker
Gymnastik

Gymnastische Übungen
Gymnastisches Übungsprogramm
Hefe
Heilung
Honig
Ileosacral-Gelenke
Ileosacral-Platte
Käse
Kino
Knoblauch
Komplexbildung
Kopfhaltung
Kräuterbutter
Lebensmittelzusatzstoffe
Lokalanästhesie
Marmelade
Massagen
Matratzen
Menstruations-Migräne
Migräne
Milch
Mitleid
Mittagessen
Müsli
Nachsorgetherapie
Nasennebenhöhlen
Neurogene Entzündung
Nickerchen
Ökoweine
Östrogen
Olivenöl
PC-Arbeitsplatz
Peripheres Nervensystem
Pestizide
Phosphate
Psychosomatische Behandlung
Rezeptoren

Röntgen-Funktions-Diagnostik
Rosinen
Rückenmark
Schimmelpilze
Schlafen
Schmerz-Analyse
Schmerzgedächtnis
Schmerzrezeptoren
Schulterblattheber
Schwefeldioxid
Sehstörungen
Sensibler Trigeminuskern
Sorbinsäure
Spannungskopfschmerz
Spazierengehen
Soßen
Stabilisatoren
Suppen
Sympathicus
Telefonieren
Teppichböden
Theater
Trinken
Trockenfrüchte
Unterzuckerung
Unverträglichkeitsreaktionen
Wein
Würze
Zentralnervensystem

Literatur

Abendessen
Abends nur leicht Verdauliches in kleinen Mengen und großer Vielfalt essen (Salate, Gemüse, Geflügel, Fisch, Kartoffeln, Reis, Brot, Butter, dazu Milch und Quark). Migräne-Patienten sollten Wurst und Schinken meiden, bei Käse vorsichtig sein. Keinen Käse aus industrieller Großproduktion essen, nach »Biokäse« fragen. Merke: Leichtes Essen bringt ruhigen Schlaf, schweres Essen schafft unruhigen Schlaf (→*Schlafen*).

Allergien
Migräne-Patienten leiden häufiger als andere Menschen unter Allergien. Die meisten dieser Allergien können durch Testverfahren nachgewiesen werden: Zum Beispiel Heuschnupfen, Stauballergien, Tierhaarallergien, Eiweißallergien. Allerdings scheinen diese Allergien Migräne-Anfälle nicht oder nur selten auszulösen.
Dagegen sind nach unseren Beobachtungen →*Unverträglichkeitsreaktionen* auf chemische Zusätze industriell gefertigter Nahrungsmittel offenbar sehr wohl in der Lage, Migräne-Anfälle auszulösen. Daher können derartige Nahrungsmittel für Migräne-Patienten gefährlich sein (→*Lebensmittelzusatzstoffe,* →*Geschmacksverstärker,* →*Phosphate,* →*Schwefeldioxid,* →*Käse,* →*Wein*).

Alles-oder-Nichts-Gesetz
Alle bedeutenden Lebensvorgänge in Körperzellen laufen nach dem Alles-oder-Nichts-Gesetz ab, das heißt: Entweder passiert alles oder es passiert (gar) nichts. Beispiele:
Zellteilung: Entweder die Zelle teilt sich oder sie teilt sich nicht, ein bisschen Zellteilung gibt es nicht.
Befruchtung: Entweder dringt eine Samenzelle in eine Eizelle ein und befruchtet sie, oder sie bleibt draußen, dann gibt es keine Befruchtung. Ein biss-

chen schwanger gibt es auch nicht.

Erregungsübertragung an Nerven: Die Erregungs-übertragung von einem zum anderen Nerven, von einem Nerven auf einen Muskel erfolgt durch Ausstoß von Überträgerstoffen aus kleinen Vorratsbläschen im Nerven. Die Vorratsbläschen platzen nur, wenn die elektrische Erregung im Nerven groß genug ist. Wenn nicht, passiert gar nichts. Was für jede einzelne Nervenzelle gilt, gilt in gleicher Weise für alle Nerven.

Auch der Migräne-Anfall läuft im Prinzip nach dem Alles-oder-Nichts-Gesetz ab: Erst wenn die Anfalls-schwelle überschritten wird, erst wenn vorher ge-nügend viele Nerven erregt waren, beginnt der Anfall. Dabei gibt es für jedes Symptom offenbar unterschiedliche Erregungsschwellen. Die Stärke der Symptome ist wahrscheinlich davon abhängig, wieviele der überschwellig erregten Nerven zuge-schaltet werden.

Die →*neurogene Entzündung* im Bereich des Genicks spielt für die räumliche Ausbreitung der Nervenerregung und damit für Ort, Stärke und Ausbreitung der Symptome eines Migräne-Anfalls die vermutlich alles entscheidende Rolle (→*Genick*). Dass diese Annahme nicht ganz falsch ist, belegt der vollständige Zusammenbruch aller Anfallssymptome, wenn durch hochverdünnte Lokalanästhetika (Medikamente zur örtlichen Be-täubung) die schmerzleitenden Nervenendverzwei-gungen im Bereich des Genicks ausgeschaltet werden. Da diese Endverzweigungen die neurogene Entzündung hervorrufen und unterhalten, die Sym-ptome eines Anfalls aber nicht nur Schmerzen sind, muss wohl die neurogene Entzündung die anderen Symptome im Wesentlichen mitverursacht haben. Da der Symptom-Zusammenbruch viel schneller erfolgt als der Symptomaufbau zuvor, kann dies eigentlich nur durch den Zusammenbruch der neurogenen Entzündung bewirkt worden sein. Hierfür ist wieder das Alles-oder-Nichts-Gesetz verantwortlich: Die verdünnten Lokalanästhetika hemmen innerhalb von ein bis zwei Sekunden die Erregung der Nervenendverzweigungen. Die Nervenzelle selbst stellt die Produktion von Entzündungsstoffen daraufhin offenbar sofort ein: Die Entzündung verschwindet und annähernd zeitgleich die Symptome. Dass dies dennoch länger dauert als ein bis zwei Sekunden, hängt damit zusammen, dass die Lokalanästhetika einige Minuten benötigen, bis sie die wichtigsten Endverzweigungen erreicht haben.

Arthrosen

Zerstörung und Umbau von Bandscheiben, Knochen und Knorpel (Arthrosen) im Bereich der Halswirbelsäule haben nach unserer Erfahrung mit chronischen Kopfschmerzen direkt nichts zu tun, am Allerwenigsten mit Migräne. Selten auch sind Schulter-Arm-Schmerzen eine direkte Folge solcher Veränderungen. Mit der Cervicalen Selektiven Rezeptoren-Blockade können wir chronische Schulter-Arm-Schmerzen schnell und dauerhaft beseitigen. Wären Arthrosen, an denen die →*Cervicale Selektive Rezeptoren-Blockade* überhaupt nichts ändern kann, Urheber der Schmerzen, hätten wir sie niemals dauerhaft beseitigen können. Die Wirkung von Arthrosen auf Schulter-Arm-Schmerzen wird häufig überbewertet. Arthrosen der Halswirbelsäule sind – von Unfällen und sogenannten spezifischen Prozessen wie Rheuma, Knochenkrebs und ähnlichen Erkrankungen abgesehen – selten die Ursache von Schmerzen, als vielmehr deren Folge.

Begründung: Der Abnützungsprozess von Bandscheiben, Knochen und Knorpeln wird durch schwere Bewegungsstörungen des Genicks, meist Folge chronischer Fehlhaltung, nicht selten auch Folge einer Reihe »harmloser« Unfälle bei Spiel und Sport, hervorgerufen. Dabei führt der Bewegungsverlust des Genicks (das mit nur zwei Wirbeln rund 55 Prozent der Beweglichkeit der gesamten Halswirbelsäule bewältigt) automatisch zu Ausgleichsbewegungen der restlichen fünf Halswirbel. Diese werden dabei überfordert, weil ihre Gelenke die zusätzliche Belastung langfristig nicht verkraften und dafür auch nicht gebaut sind. Massive Verspannungen und Schmerzen der Nackenmuskulatur sind die Folge. Die aber verstärken die Belastung auf die Wirbelgelenke, zerstören die Bandscheiben und mit ihnen auch Knochen und Knorpel. Die meisten Arthrosen finden sich im Bereich der mittleren und unteren Halswirbelsäule.

Atlas-Subluxation

Pathologische Verschiebung des ersten Halswirbels (Atlas) gegenüber dem zweiten Halswirbel (Dreher – Axis) durch Lockerung des Haltebandes zwischen dem mittleren Gelenk von Atlas und Dreher. Das Halteband ist dabei überdehnt, in der Regel Folge von Unfällen, darunter sogenannter »Schleudertraumen«, z.B. nach Auffahrunfällen. In typischer Weise zeigt sich die Atlas-Subluxation auf Röntgenbildern in Nickstellung des Kopfes sowie beim Vorbeugen, wobei der Gelenkspalt zwischen der Hinterfläche des vorderen Atlasbogens und der Vorderfläche des Dreherzahns (Dens axis) auseinanderklafft. Man nennt diesen Zustand ventrale (vordere) Atlas-Subluxation.

Ventrale Atlas-Subluxation sowie Wirbelgleiten zwischen dem zweiten und dritten Halswirbel während der Vorbeugung des Kopfes scheinen Benommenheit, Gangunsicherheit, Schwindel und

Sehstörungen zu begünstigen. Typisch dafür ist, dass diese Symptome auch unabhängig von Migräne-Anfällen auftreten können und sich im Migräne-Anfalls verstärken.

Aufstehen

Über 70 Prozent aller Migräne-Anfälle beginnen nach unseren Beobachtungen in den frühen Morgenstunden, wahrscheinlich als Folge unkontrollierter Körperaktivität und Muskelanspannung in der letzten, meist unruhigen Schlafphase vor dem ersten Wachwerden.

Um die kopfschmerzfördernde Wirkung dieser Zeitspanne zwischen Wachen und Schlafen möglichst unbeschadet zu überstehen, empfiehlt es sich, gleich nach dem ersten Aufwachen aufzustehen. Das kann durchaus eine halbe bis eine Stunde früher sein als gewohnt. Die gewonnene Zeit sollte für ein längeres, ausgiebiges →*Frühstück* genutzt werden. So fängt vermeidbarer Stress nicht schon am frühen Morgen an.

Auslassdiät

→*Unverträglichkeitsreaktionen* auf Lebensmittel haben wir bei jedem zweiten bis dritten Patienten beobachtet. Solche zum Formenkreis der Allergien gehörende Reaktionen können Symptome erzeugen, die von den Symptomen einer Migräne kaum zu unterscheiden sind.

Nach unseren Beobachtungen kommen die häufigsten Unverträglichkeitsreaktionen dort vor, wo man sie nicht erwartet, nämlich bei Lebensmitteln und Speisen, die weder verdorben noch als Allergieauslöser, wie z.B. Erdbeeren, bekannt sind. Dabei handelt es sich dann in aller Regel nicht um eine allergische Reaktion auf das Lebensmittel selbst, sondern um die zur Geschmacksverbesserung oder Haltbarmachung von Lebensmitteln verwendeten chemischen Zusatzstoffe. Diese Stoffe erzeugen selbst keine Allergien, sie werden erst durch Bindung an körpereigenes Eiweiß zum allergieerzeugenden Allergen.

Weil es für Nahrungsmittel-Zusatzstoffe bisher keine speziellen Allergie-Tests gibt, mit deren Hilfe man die individuelle Empfindlichkeit nachweisen könnte, bleibt dem Betroffenen nichts anderes übrig, als durch Auslassdiät selbst herauszufinden, worauf er möglicherweise allergisch ist. Das heißt, er muss nach einer fraglichen allergischen Reaktion auf ein Nahrungsmittel, auf dessen Verpackung Zusatzstoffe angegeben waren, beim nächsten Einkauf darauf achten, dass er ein gleichartiges Nahrungsmittel testet, das nur einen Zusatzstoff enthält, z.B.»Glutamat« oder »Phosphat«.

Da es sich bei derartigen Allergien in der Regel um eine Reaktion des Körpers auf die gesamte Stoffgruppe handelt, genügt es zu wissen, dass man z.B. auf»Phosphat« reagiert. Das bedeutet, dass zukünftig alle Nahrungs- und Genussmittel zu meiden sind, die »Phosphat« enthalten, z.B. Natriumphosphat, Kaliumphosphat, Dikalzium-phosphat usw. oder solche, die»Glutamat« enthalten, also Natriumglutamat, Kaliumglutamat usw. Wichtig zu wissen: Die Kombination aus beiden Stoffgruppen ist ein besonders »explosives« Gemisch!

Patienten mit häufig auftretenden Migräne-Anfällen und bekannter Allergieneigung sollten nur Nahrungsmittel verwenden, die keine Zusatzstoffe enthalten. Dieser Vermerk muss auf der Verpackung eigens angegeben sein: »Frei von Zusatzstoffen«.

Die Aufschrift: »Frei von Konservierungsstoffen« schließt nicht aus, dass darin ggf. stark allergisierend wirkende →*Geschmacksverstärker* (Glutamate) enthalten sein können.

Sie sind vor allem in Päckchen-Suppen und -Soßen, in Gewürzmischungen und Knabbergebäck ent-

halten und werden häufig auch in der Gastronomie zum raschen Verfeinern von Speisen verwendet. In Wurst und Käse sind die dort nicht kennzeichnungspflichtigen bzw. nicht gekennzeichneten Zusatzstoffe fast immer anzutreffen.
Bei Sonderangeboten von Lebensmitteln ist besondere Vorsicht angezeigt. Der empfindliche Migräne-Patient mit hoher Anfallshäufigkeit sollte den Verzehr von Nahrungs- und Genussmitteln aus Sonderangeboten grundsätzlich vermeiden.

Autofahren
Arme bei herabgelassener Scheibe nicht auf die »Fensterbank« legen. Armstützen nicht einseitig benützen.
Als Fahrer(in): Beide Hände ans Lenkrad, als Beifahrer(in): Entweder beide Armstützen benützen oder gar keine.
Fahrer-Sitzeinstellung: Sitzlehne um ca. zehn Grad gegenüber der Senkrechten nach hinten geneigt einstellen, Sitz soweit vorziehen, dass das Lenkrad mit leicht angewinkelten, am Körper anliegenden Armen bewegt werden kann (Winkel zwischen Ober- und Unterarm dabei ca. 120 Grad). Lenkrad am Übergang vom oberen zum mittleren Drittel beidhändig umgreifen.
Wer häufig längere Strecken fahren muss, dem ist der Einbau eines orthopädisch ausgeformten, mehrfach verstellbaren Sportsitzes mit guter Seitenführung im Oberschenkel-/Becken- und Rückenbereich dringend zu empfehlen.
Da diese Sitze durch einfachen Tausch ihrer Konsole (Untergestell, das den Sitz mit der Sitzschiene auf dem Wagenboden verbindet) bei Wechsel der Autotype leicht umgebaut werden können, lohnt sich bei einer Lebensdauer von mehr als fünf Jahren eines solchen (»orthopädischen«) Sportsitzes diese Anschaffung in jedem Fall.

Backpulver
Die meisten industriell hergestellten Backpulver
enthalten Phosphat (→*Phosphate*) als Triebmittel.
Wegen der erheblichen Allergie-Gefahr der Phosphate sollten Migräne-Patienten auf die Verwendung von Backpulver verzichten, stattdessen z.B.
»Backferment« (eine Mischung aus Honig und Ge-
treide, die es als gebrauchsfertiges Granulat gibt)
oder Pottasche verwenden.
Bei der Verwendung von Hefe als Triebmittel ist
darauf zu achten, dass nur soviel davon genommen
wird, dass das fertige Gebäck nicht mehr nach Hefe
riecht (der Verbleib größerer Mengen von Resthefe
in Backwaren ist für darmempfindliche Patienten
nicht unproblematisch, weil davon Keimzusammen-
setzung und -verhältnis weiter beeinträchtigt werden können: Hefen sind Pilze und damit natürliche
Feinde der Bakterien).

Bananenquark
Quarkzubereitung gegen Stress und seine Folgen.
Man nehme: 250 Gramm Sahnequark (20prozentig;
wer nicht aufpassen muss wegen der Figur nehme
40prozentigen Sahnequark), eine mittelreife Banane, vier bis fünf gehäufte Kaffeelöffel gestoßenen
Roh-Rohrzucker.
Banane mit Zucker bestreuen und mit Gabel zer-
quetschen, Quark dazugeben und mit Gabel ver-
rühren, bis alle Zuckerkristalle aufgelöst sind. Zehn
Minuten ziehen lassen, servieren. Schmeckt nicht
nur Migräne-Patienten.

Bauchschlaf
Stärkste Belastung für das Genick während des
Schlafes durch Verdrehen des Kopfes nach rechts
oder links um fast 90 Grad. Bauchschlaf gehört zu
den häufigsten Wegbereitern der Migräne während
der Nacht und ist daher sofort und dauerhaft
abzugewöhnen.

Bauernregel
Frisch kaufen, frisch zubereiten, frisch servieren.
Daher: Nur soviel einkaufen, wie noch am gleichen Tag verzehrt werden kann.
An Wochenenden und Feiertagen: Leicht Verderb-
liches nicht erst am Sonn- oder Feiertag zubereiten
und servieren.

Benzoate
Salze der Benzoesäure, als →*Konservierungsstoffe* in Fleisch- und Fischerzeugnissen, Soßen,
Fleisch- und Gemüsesalaten, sind allergieauslösend und daher von Migräne-Patienten dringend zu
meiden. Die Benzoate sind unter den Nummern E
210, E 211, E 212 und E 213 kennzeichnungspflichtig.

Brille
Wer eine Brille braucht oder Kontaktlinsen trägt,
tut gut daran, die Sehfähigkeit seiner Augen in
jährlichen Abständen augenärztlich überprüfen zu
lassen. Da mangelnde Sehfähigkeit verhältnismäßig rasch zur Überanstrengung nicht nur der
Augen, sondern auch jenes Gehirnteils führt, der
aus den Sinneseindrücken der Augen die für uns
erkennbaren Bilder zusammensetzt, kann mangelnde, nicht verbesserte Sehfähigkeit sehr rasch zu
Kopfschmerzen führen einschließlich der Begün-
stigung einer Migräne.
Mangelnde Sehfähigkeit trotz Brille kann auch
durch Verschmutzung von Brillengläsern verursacht sein. Die Folgen können in solchen Fällen
die gleichen sein: (vermeidbare) Kopfschmerzen.

Brustwirbelsäule
In der oberen und mittleren Brustwirbelsäule liegt
der überwiegende Teil der präganglionären Fasern
des →*Ganglion cervicale superius*. Verbiegungen,
Verdrehungen (Skoliosen) und Verschiebungen
der Brustwirbel gegeneinander verursachen über

die Reizung der in wirbelsäulennahen Weichteilen gelegenen →*Rezeptoren* die Erregung der präganglionären Fasern. Und im weiteren Verlauf über die Erregung des gleichseitigen Ganglion cervicale superius eine selektive (ausgewählte) Drosselung des Blutflusses in bestimmten Arterien (zuführenden Blutgefäßen) von Gehirn und Gesicht. Dadurch kann ein Migräne-Anfall vorbereitet werden.

Nach unseren Beobachtungen besteht wahrscheinlich eine räumliche Zuordnung der ersten drei Stockwerke der Brustwirbelsäule (T1 bis T3) zu bestimmten Gebieten des Gesichtes.

Cervicale Selektive Rezeptoren-Blockade
Therapeutisches Verfahren der →*Lokalanästhesie.* Es arbeitet mit verdünnten Lokalanästhetika (Medikamente zur örtlichen Betäubung).

Die Konzentration der Lokalanästhetika ist so bemessen, dass bei einem Migräne-Anfall Schmerz- und Symptomausschaltung innerhalb weniger Minuten erfolgen, ohne ein Betäubungsgefühl auszulösen. Dies beruht darauf, dass nicht, wie sonst üblich, ganze Nervenstämme betäubt werden, sondern vor allem Schmerzrezeptoren und nach klinischen Beobachtungen offenbar auch Druck-Rezeptoren (→*Schmerzrezeptoren*).

Die Lokalanästhetika werden dabei vor allem im Bereich des Genicks und seiner Nerven abgesetzt, bei Migräne vorzugsweise im Bereich der vorderen Äste der ersten drei Halsnerven. Da die Schmerzrezeptoren innerhalb von ein bis einhalb Sekunden (!) blockiert werden, können wir mit der von uns angewandten Technik die Injektionsnadeln praktisch schmerzfrei ans Ziel bringen.

Weil mit der Methode nur die Erregungsübertragung ausgewählter Rezeptoren unterbrochen (selektiv blockiert) wird, haben wir ihr den Namen »Selektive Rezeptoren-Blockade« gegeben. Zur

Behandlung der Migräne wird die Methode hauptsächlich im Halsbereich durchgeführt, daher der Name: Cervicale Selektive Rezeptoren-Blockade (Unterbrechung der Erregungsübertragung ausgewählter Reizempfangsorgane im Halsbereich mittels verdünnter →*Lokalanästhetika*).

Die neueste von uns betriebene Entwicklung in der Behandlung der Migräne geht davon aus, dass wichtige zuführende Nervenfasern, sogenannte »präganglionäre Neurone«, mit deren Hilfe das automatisch arbeitende Nervensystem des →*Sympathicus* die Durchblutung von Gesicht und Gehirn steuert, an der Anfalls-Entstehung maßgeblich beteiligt sein können. Diese Neurone liegen vor allem im oberen Teil des Rückenmarks der →*Brustwirbelsäule*. Durch andauernde Körperfehlhaltung und/oder Schiefwuchs (»Skoliose« und »Gibbus«) der Brustwirbelsäule werden sie vom Rückenmark offenbar daueraktiviert (dauerhaft in Gang gesetzt). Dadurch scheint das Blutverteilungsmuster so verändert zu werden, dass Ausfallerscheinungen wie Benommenheit, Merk- und Konzentrationsstörungen, depressive Verstimmung, z.T. auch Übelkeit, und Schmerzen in Stirn, Schläfe oder Scheitel auftreten können.

Werden die sympathischen präganglionären Neurone der oberen Brustwirbelsäule durch geeignete therapeutische Maßnahmen vorübergehend ausgeschaltet, verschwinden die zuvor beklagten Beschwerden innerhalb weniger Minuten vollständig. Unternimmt man dagegen in dieser Situation nichts, kann man im Folgenden die Entwicklung eines Migräne-Anfalls beobachten.

Wir haben daraus den Schluss gezogen, dass unter ganz bestimmten Voraussetzungen – dazu gehört u.a. ein sogenannter »Beckenhochstand«, meist Folge unterschiedlicher Beinlänge – die obere

Brustwirbelsäule als Anfallsbeschleuniger wirksam werden kann. Wir fanden bei unseren Migräne-Patienten bezeichnenderweise einen überdurchschnittlich hohen Anteil mit Beckenschiefstand und nachfolgender S-förmiger Seitverbiegung der Wirbelsäule (der untere Bogen des S liegt in der Lendenwirbelsäule, der obere S-Bogen in der Brustwirbelsäule).

Depressivität
Niedergedrückte, antriebslose Stimmung ist eines der häufigsten Begleitsymptome des Migräne-Anfalls. Auslöser ist offenbar eine Veränderung des Blutverteilungsmusters im Gehirn.

Die Blutverteilung im Gehirn wird von den beiderseits des ersten und zweiten Halswirbels liegenden obersten Nervenknoten des automatisch arbeitenden Nervensystems für die Blutversorgung der Organe (→*Ganglion cervicale superius)* gesteuert.

Wird die Erregung der zuführenden (präganglionären) Nervenfasern zu diesen Nervenknoten durch →*Cervicale Selektive Rezeptoren-Blockade* oder in Höhe des ersten bzw. zweiten Brustnervs jeweils auf der Anfallsseite durch gezielte therapeutische Maßnahmen unterbrochen, weicht die depressive Stimmung innerhalb weniger Minuten einer ausgeglichenen lebensfrohen Stimmung.

E-Nummern
→*Lebensmittelzusatzstoffe* sind nach Norm der Europäischen Union kennzeichnungspflichtig.

Aus der Fülle der Zusatzstoffe sind nachfolgend jene aufgeführt, die für den Migräne-Patienten wegen der Gefahr von →*Allergien* und →*Unverträglichkeitsreaktionen* wichtig sind.

Diese Nummern sollten sich Migräne-Patienten aufschreiben und beim Einkauf als wichtige Orientierungshilfe stets bei sich haben.

- E 210 bis E 213:

Benzoesäure und ihre Salze
- E 220 bis E 227:
  Schwefeldioxid und Sulfite
- E 338 bis E 343:
  Phosphate
- E 620 bis E 625:
  Glutaminsäure und ihre Salze.

Eisprung-Migräne
Ein Migräne-Anfall in der Mitte des Monatszyklus der Frau wird laienhaft mancherorts als »Eisprung-Migräne« bezeichnet.
Hinter der Auslösung einer »Eisprung-Migräne« steckt möglicherweise der unmittelbar nach einem Eisprung erfolgende, kurzzeitige Abfall des Östrogens (→*Östrogen*, →*Menstruations-Migräne*). Dieser Östrogenabfall ruft wahrscheinlich die während der →*Menstruation* zu beobachtende Übererregbarkeit des peripheren Nervensystems und Teilen des Zentralnervensystems (→*Zentralnervensystem*) hervor.
Bei einer Reihe von Frauen kommt es zum Zeitpunkt des Eisprungs zur Ausbildung einer »kleinen« Migräne mit meist deutlich geringerer Anfallsdauer und in der Regel auch deutlich geringerer Schmerzintensität.

Emulgatoren
Emulgatoren sind →*Lebensmittelzusatzstoffe*, die die Mischung schwer mischbarer Flüssigkeiten wie z.B. Wasser und Öl ermöglichen. Die meisten der industriell hergestellten Emulgatoren sind wahrscheinlich unbedenklich. E 442: Ammoniumphosphatid und E 477: Propylenglycolester können 196 →*Unverträglichkeitsreaktionen* auslösen.
E 322: Lezithin. Kann sich während des Herstellungsprozesses mit anderen Inhaltsstoffen verbinden und so zum Allergen (allergieauslösenden Stoff) werden. Emulgatoren sind einzeln nicht

kennzeichnungspflichtig. Folgende Nahrungsmittel enthalten Emulgatoren: Margarine, Mayonnaise, Eis, Backwaren, Brüh- und Kochwürste, Schokolade und Schokoladenüberzüge.

Essig

Nur Essig verwenden, der garantiert frei von Konservierungsstoffen (→*Konservierungsstoffe*) und Geschmacksverstärkern (→*Geschmacksverstärker*) ist. Aufpassen: Vollmundige Werbeaufdrucke ersetzen nicht die Kennzeichnungspflicht des Herstellers! Nur der Aufdruck: »Ohne Zusatzstoffe« gibt hinreichende Sicherheit.

»Ohne Konservierungsstoffe« z.B. schließt nicht aus, dass vielleicht doch Geschmacksverstärker enthalten sind. Die sind nach unseren Stichproben in mindestens acht von zehn Essigen enthalten.

Fehleiweiß

Durch bakterielle Zersetzung z.B. von Fleisch oder Fisch oder durch Selbstverdauung – sogenannte »Autolyse« (z.B. der Leber) – entstandenes, chemisch verändertes Eiweiß.

Manche Menschen können Fehleiweiße nicht verdauen und bekommen infolge entzündlicher, sich im Darm abspielender allergischer Reaktionen teilweise heftige, langandauernde Kopf- und Gliederschmerzen, Magen-Darm-Krämpfe, Übelkeit, Erbrechen, Schüttelfrost und Fieber.

Fehleiweiße können durch herkömmliche Allergie-Tests nicht nachgewiesen werden. Migräne-Patienten sollten daher den Verzehr farb- und geruchsveränderter Lebensmittel prinzipiell vermeiden. Lebensmittel, bei denen die Fehleiweißbildung zur Erzielung eines besonderen Geschmacks durch Zugabe bestimmter Bakterien oder Pilze gefördert wird (wie bei einigen Käsesorten), sollten von Migräne-Patienten nicht verzehrt werden.

Frisör

Frisörbesuche gehören mit zu den häufigsten Aus-lösern von Migräne-Anfällen. Dafür sind nach unseren Erkenntnissen vor allem folgende Mecha-nismen verantwortlich zu machen:
Der Kopf wird zum Haarewaschen nach hinten gelegt, das Genick liegt auf dem Waschbeckenrand auf und wird dabei mit ca. fünf bis sechs Kilo-gramm des Kopfgewichts annähernd punktförmig (Waschbeckenrand!) belastet.
Durch diesen Mechansimus wird eine im Genick-bereich eventuell bereits vorhandene →*neurogene Entzündung* soweit verstärkt, dass die Anfalls-schwelle überschritten und damit der Anfall aus-gelöst wird.
Unter den Wärmegeräten, früher »Trockenhau-ben«, bildet sich nach kurzer Zeit ein Wärmestau. Dadurch werden die im Kopf- und Genickbereich zahlreich vorhandenen Blutgefäße (im Genick der Plexus venosus suboccipitalis) gestaut. Der Stau-druck kann in der vorgereizten Genickregion zum Anfallsauslöser werden. Das Haarewaschen in ungünstiger Kopfhaltung hatte zuvor die Grundla-gen dafür gelegt.
Daher folgende Ratschläge:
- Frisörtermin vier bis fünf Tage vor den errech-neten Menstruationsbeginn legen, bei unregel-mäßigem Zyklus eine Woche vor dem erwarte-ten Beginn der Regelblutung. Ideal: Termine in der zweiten und Ende der dritten Zykluswoche.
- Vor dem Haarewaschen ein Frottee-Handtuch (ca. 45 x 90 cm) einmal längs und zweimal quer falten und zwischen Waschbeckenrand und Ge-nick legen lassen. Der Kopf sollte so gelagert sein, dass der geradeaus gerichtete Blick nach oben fällt, jedoch keinesfalls nach schräg hinten.

• Nur solche Frisörleistungen verlangen, bei denen der Aufenthalt unter dem Wärmegerät möglichst kurz ist.

Frühstück

Das Frühstück soll reichlich und vielseitig sein. Mit Brot, Obst (z.B. Banane), frischen Eiern, selbst gekochter Marmelade, Butter, Honig, selbst zubereitetem →*Müsli*, Quark, Milch und/oder Kaffee bzw. Tee.

Frühstück in Ruhe einnehmen, gemütlich Zeitung lesen, alles in allem eine halbe bis dreiviertel Stunde. Dafür lieber einige Minuten früher aufstehen.

Keine Hektik schon am frühen Morgen!

Ganglion cervicale superius

Oberster Nervenknoten des sympathischen Grenzstrangs. Das Ganglion cervicale superius ist knapp unterhalb der Schädelbasis in Höhe des ersten und zweiten Halswirbels paarig angeordnet. Es unterhält besonders enge Beziehungen zu den ersten drei Halsnerven.

Für Migräne-Patienten ist dieses Ganglion der wichtigste Teil des →*Sympathicus*. Es ist allein zuständig für die Durchblutung von Gehirn und Gesicht, das linke Ganglion für die linke, das rechte Ganglion für die rechte Gehirn- und Gesichtshälfte.

Da beim Migräne-Anfall die Durchblutung des Gehirns vom Ganglion cervicale superius selektiv (ausgewählt) gedrosselt wird, sind u.a. vorübergehende Verluste des Kurzzeitgedächtnisses mit Merk- und Konzentrations- sowie Wortfindungsstörungen die Folge. Aber auch depressive Verstimmung, Einschränkung und vorübergehender Verlust des logischen Denkvermögens sind die Folge solcher selektiver Durchblutungsstörungen beim Migräne-Anfall.

Genick

Gelenkige Verbindung zwischen Kopf und Hals zum Drehen, Beugen und Nicken.

Das Genick ist der mit Abstand beweglichste Teil der Wirbelsäule, sehr dicht benervt von Ästen der ersten drei Halsnerven.

Das Genick unterhält über die ersten drei Halsnerven vielfältige Verbindungen zu verschiedenen Hirnnerven sowie zu den für die Durchblutung von Gesicht und Gehirn zuständigen obersten Nervenknoten des →*Sympathicus*.

Diese wichtigen Nervenknoten liegen beiderseits in Höhe und unmittelbarer Nähe der ersten beiden Halswirbel. Das Genick spielt bei der Entstehung von Migräne nach unseren Erkenntnissen eine herausragende Rolle. Daher ist das Genick auch »Dreh- und Angelpunkt« unserer Migräne-Therapie.

Begleitende therapeutische Maßnahmen einer Migränebehandlung werden bei uns immer unter dem Gesichtspunkt beurteilt: Was nützt dem Genick, was schadet ihm? Wenn z.B. →*Massagen* dem Genick schaden, werden sie unweigerlich Migräne auslösen.

In fortgeschrittenen Migräne-Stadien ist daher die Hals- und Nackenmassage nicht angezeigt.

Geschmacksverstärker

Verstärken Eigengeschmack und Aroma von Lebensmitteln. Sie finden sich in Fleischerzeugnissen, vor allem in Wurst und Schinken (roh und gekocht), in Fertiggerichten, Fertigsuppen und -soßen, Konserven, Tiefkühlkost, Süßwaren, Backwaren und Erfrischungsgetränken.

Hauptvertreter: Natrium-Glutamat E 621, Hauptbestandteil vieler Würzmittel und Aromastoffe.

Häufige →*Unverträglichkeitsreaktionen*: Kopfschmerzen, Migräne-artige Zustände (atypische

Migräne), Taubheitsgefühl in Armen und Beinen, Herzklopfen sowie Asthma-Anfälle.
Dringend empfehlenswert für Migräne-Patienten: Zutatenliste von Lebensmitteln vor deren Verarbeitung und Verzehr studieren. Bei den Aufschriften: »Würze« oder »Würzmittel«, den Kennzeichnungen: E 620, E 621, E 622, E 623 und E 625 (Geschmacksverstärker), die Ware nicht für den Verzehr verwenden, auch nicht kleine Häppchen oder Tröpfchen davon kosten.

Gymnastik
Zur Lockerung von Schultern, Rücken- und Beckenmuskulatur empfiehlt sich zweimal täglich drei bis fünf Minuten lang leichte Gymnastik.

Gymnastische Übungen
Immer nur einfache gymnastische Übungen machen, deren Bewegungsablauf uns angeboren ist (→*gymnastisches Übungsprogramm*). Bei komplizierten Übungen ohne Anleitung besteht die Gefahr, die Übung falsch auszuführen, weil wichtige Einzelheiten oft schnell in Vergessenheit geraten. Eine falsch ausgeführte Übung ist aber meist eine schädliche Übung. Das Programm sollte daher so gestaltet werden, dass es jederzeit schnell und zuverlässig durchgeführt werden kann.

Gymnastisches Übungsprogramm
Das Übungsprogramm ist so zusammengestellt, dass es zu jeder Zeit an nahezu jedem Ort durchgeführt werden kann und praktisch keinerlei körperliche Fitness voraussetzt. Übungsdauer drei bis fünf Minuten.
Das Programm ist an schwerkranken Migräne-Patienten erprobt worden. Es kann eine gezielte Migräne-Behandlung natürlich nicht ersetzen, jedoch die Häufigkeit von Migräne-Anfällen eindämmen, und es hat sich als hervorragende Maßnahme in der Nachbehandlung unserer im Übrigen

sehr erfolgreichen Migräne-Therapie bewährt (→*Cervicale Selektive Rezeptoren-Blockade*). Die vorgegebene Reihenfolge der Übungen kann abgewandelt, einzelne Übungen können auch innerhalb eines auf persönliche Bedürfnisse zugeschnittenen Programms jederzeit wiederholt werden. Andere gymnastische Übungen haben sich bei Migräne-Patienten nicht bewährt. Auch gängige krankengymnastische Programme für Kopf, Hals und Schultern sind für Migräne-Patienten keinesfalls angezeigt. Das in der Regel schwer funktionsgestörte Genick eines Migräne-Patienten verträgt die zusätzlichen Belastungen einer solchen Gymnastik nicht. Daher: Hände weg von Kopf und Hals bei Migräne-Patienten!

Das gymnastische Programm sollte kompromißlos zweimal am Tag, am besten vor einem Spiegel, morgens und abends durchgezogen werden. Ausnahme: Der »Hampelmann«, den nur abends! Der Erfolg der Übungen ist allein abhängig von der Beharrlichkeit und Zuverlässigkeit, mit der sie durchgeführt werden.

Die Übungen im Einzelnen:

Kniebeugen: Stehen, Beine in Seitgrätsche, Fersen so weit auseinander wie die Schultern breit sind. Kopf und Blick geradeaus, Arme waagrecht nach vorne ausgestreckt. Knie beugen, in die tiefe Hocke gehen, Oberkörper dabei aufrecht halten. In der Hocke Arme waagrecht ausgestreckt lassen, gerader Oberkörper, Kopf und Blick nach vorn. Drei Sekunden sitzen bleiben (21...22...23). Hoch und wieder hinunter (21...22...23). Anfangs fünf Kniebeugen, dann langsam steigern auf zehn.

Wichtig: Die Kniebeugen sollen vor allem die Beckenmuskulatur und -bänder dehnen und die →*Ileosacral-Gelenke* frei machen. Daher in der tiefen Hocke drei Sekunden sitzen bleiben.

Schulterdehnung: Stehen, Beine in Seitgrätsche, Fersen so weit auseinander wie die Schultern breit sind. Arme waagrecht zur Seite ausstrecken, Ellenbogen und Finger gestreckt. Arme zweimal waagrecht nach hinten schwingen. Erste Armschwingung lang durchziehen, eins und zwei, eins und zwei. Anfangs zehn Übungen, dann langsam steigern auf 20.

Armkreisen rückwärts: Stehen, Beine in Seitgrätsche, Fersen so weit auseinander wie die Schultern breit sind. Arme und Finger gestreckt an die Oberschenkel seitlich anlegen. Kopf und Blick geradeaus gerichtet. Rechten Arm gestreckt und möglichst senkrecht in kreisender Bewegung nach vorn, oben und hinten führen und wieder gestreckt seitlich am Oberschenkel anlegen. Dann den linken Arm nach vorn und hinten kreisen lassen und wieder gestreckt seitlich am Oberschenkel anlegen und gleich wieder mit dem rechten Arm kreisen, anschließend mit dem linken usw. Anfangs mit zehn rechten und zehn linken Armkreisungen beginnen, danach langsam steigern auf je 20 Armkreisungen rechts wie links.

Beim Armkreisen rückwärts sollen nur die Schultergelenke bewegt werden. Deshalb ist darauf zu achten, dass der Schultergürtel selbst nicht mitgedreht wird. Anfangs wird es schwierig sein, die Arme möglichst senkrecht nach oben zu führen. Bei Rechtshändern ist das linke Schultergelenk, bei Linkshändern das rechte Schultergelenk anfangs ziemlich steif. Je öfter aber die Übung gemacht wird, umso besser geht sie. Nach einer Woche bekommt man die Arme fast schon senkrecht hoch. Wichtig: Das Armkreisen muss locker gehen. Versuchen Sie niemals, die Schultergelenke »gewaltsam« frei zu bekommen – Gefahr von Schulterverletzungen! Mit Geduld geht mehr als mit

Gewalt. Was jahrelang eingerostet war, wird nicht in fünf Minuten wieder beweglich.

Körperstreckung: Stehen, Beine leicht gegrätscht. Linken Arm hängen lassen, rechten Arm senkrecht gestreckt nach oben führen, gleichzeitig auf die Zehenspitzen gehen und mit der Hand greifen, als wolle man Obst pflücken. Dabei Kopf und Blick nach oben auf die »pflückende« Hand richten. Arm wieder herunternehmen, locker hängen lassen, Füße mit den Fersen auf den Boden aufsetzen. Dann mit dem linken Arm ausgestreckt »pflücken«, dabei wieder auf die Zehenspitzen gehen, Kopf und Blick auf die »pflückende« Hand gerichtet. Arm wieder herunternehmen und locker hängen lassen, Füße mit den Fersen auf den Boden aufsetzen. Die Übung anfangs zehnmal machen, dann langsam auf zwanzigmal steigern. Wichtig bei dieser Übung ist die möglichst vollständige Körperstreckung auf den Zehenspitzen bei gleichzeitigem »Pflücken«.

»Hampelmann«: Die schwierigste und anstrengendste Übung im Programm; wegen der damit ver-bundenen Kreislaufbelastung nur abends auszuführen: Stehen, Beine geschlossen halten, Arme locker hängen lassen, Kopf und Blick geradeaus gerichtet. Bei aufrechtem Oberkörper in die Grätsche springen, dabei beide Arme ausgestreckt seitlich hochschwingen und Hände über dem Kopf zusammenschlagen. Aus der Beingrätsche sofort in den Stand zurückspringen, die Arme dabei wieder nach unten schwingen. Aus dem Stand wieder in die Grätsche springen usw. Das Ganze anfangs fünfmal, dann langsam auf zehnmal steigern. Wichtig bei der Übung ist der zügige Bewegungsablauf. Einmal grätschen und in den Stand zurückspringen sollte etwa zwei Sekunden dauern. Außerdem müssen Einspringen in die Grätsche

und Zusammenschlagen der Hände über dem Kopf immer gleichzeitig erfolgen.

Hefe →*Backpulver.*

Heilung

Nach unserem Verständnis bedeutet Heilung die dauerhafte und vollständige Beschwerdefreiheit von einer Erkrankung ohne Rückgriff auf Medikamente oder andere Hilfsmittel zur Aufrechterhaltung des beschwerdefreien Zustands.

Honig

Honig, denkt man, ist gesund. Nicht unbedingt. Wenn z.B. Imker ihre Bienen mit Antibiotika füttern (z.b. Aminoglykoside gegen die Varroa-Milben: Der Biene tut das Antibiotikum nichts, der Milbe macht es den Garaus), sind Antibiotikarückstände im Honig und die können Allergien auslösen. Also auch bei Honig: Erst fragen, dann kaufen. Im Zweifelsfall nicht kaufen.

Ileosacral-Gelenke

Halbmondförmige, acht bis zehn Zentimeter lange und etwa zwei Zentimeter breite Beckengelenke zwischen Kreuzbein (unterhalb der Lendenwirbelsäule) und Becken (Darmbeinschaufeln). Die Ileosacral-Gelenke werden von quer und schräg verlaufenden Bändern gehalten und von der inneren und äußeren Beckenmuskulatur bewegt, z.B. beim Bücken.

Durch Beckenfehlstellungen, z.B. infolge verschieden langer Beine oder Verhärtung der Beckenmuskulatur, können die Ileosacral-Gelenke ihre Beweglichkeit teilweise oder ganz verlieren. Die Folge sind Schmerzen im Bereich von Kreuzbein und Hüften mit Auswirkungen auf die gesamte Wirbelsäule einschließlich des Genicks (→*Genick*).

Ileosacral-Platte

Rautenförmige Sehnenplatte zwischen Lendenwirbelsäule, Darmbeinschaufeln und Kreuzbein.

Die Massage dieser Region führt zu Muskelent-
spannung (Rückenstrecker) und wohliger Müdigkeit. Günstige, reflektorische Wirkung auch auf die
Nackenmuskulatur.
Druck auf die Ileosacral-Platte im Sitzen, z.B.
durch eine Stuhllehne, führt von selbst (reflektorisch) zur Körperaufrichtung.

Käse
Käse kann →*Migräne* oder Migräne-artige
Zustände auslösen. Die Anfalls-Auslösung erfolgt
wahrscheinlich durch allergische Vorgänge:
Entweder infolge einer Reaktion auf Pilzsporen,
auf →*Fehleiweiß* oder auf →*Konservierungsstoffe*
und →*Stabilisatoren*. Fehleiweiß entsteht im Käse
durch unvollständigen Abbau von Milcheiweiß
durch Bakterien und Pilze, mit denen der Käse
hergestellt wird. Die Keime befinden sich vor
allem in der Käserinde. Pilze dringen dabei mit
ihren Pilzfäden von der Rinde aus noch tiefer in
den Käse ein als Bakterien und produzieren mehr
Fehleiweiß.
Problematisch für Migräne-Patienten sind besonders Schimmelkäse. Die grüne oder grünbraune
Verfärbung im Inneren dieser Käse stammt von
Pilzsporen. Sie können schwere Migräne-Anfälle
auslösen: Folge heftiger, im Darm sich abspielender allergischer und mikrobischer Reaktionen der
Fäulniskeime (*Clostridien, Klebsiellen, Coli* und
andere). Die aus dem Stoffwechsel dieser Keime
entstehenden biogene Amine, darunter Histamin,
sowie Schwefelwasserstoff und Methan sind Zell-
und Nervengifte, die nicht nur den Darm schädi-
gen, sondern auch im Gehirn entzündungsaus-
lösend wirksam sind und die Produktion und
Funktion von Nervenbotenstoffen, darunter des
Serotonins, ganz erheblich beeinträchtigen.
Als *Stabilisatoren* im Käse werden vor allem

→*Phosphate*, als Konservierungsstoffe →*Benzoate* verwendet. Beide Stoffe können ebenfalls allergische Reaktionen auslösen. Dabei verbinden sich Stabilisator oder Konservierungsstoff mit einem Eiweißbruchstück zu einem Komplex (→*Komplexbildung*), auf den der Körper mit einer allergischen Entzündung reagiert.

Wenn bereits eine →*neurogene Entzündung* besteht, zum Beispiel im Genickbereich (→*Genick*), setzt sich die allergische Entzündung nach unseren Beobachtungen »oben drauf« und löst auf diesem Weg Migräne-artige Zustände aus: Außer den sonst üblichen Migräne-Symptomen treten weitere Beschwerden auf, z.B. allgemeiner Kopfdruck, Benommenheit, Frösteln, aber auch Darmkrämpfe und Durchfall, nicht selten auch ausgeprägter Wider-Widerwille gegen bestimmte Lebensmittel oder Zubereitungen.

Wenn durch gezielte Behandlung die neurogene Entzündung im Genickbereich abgeheilt wird, kommt es nach unseren Beobachtungen praktisch nicht mehr zur Auslösung von Migräne-Anfällen durch allergische Reaktionen auf Lebensmittel oder →*Lebensmittelzusatzstoffe*.

Symptome durch intestinale (im Darm ablaufende) allergische Reaktionen lassen sich davon nicht beeinflussen.

Kino

Im Kino und Theater ist für Migräne-Patienten – wie andernorts natürlich auch – optimale Körperhaltung angesagt. Ratschläge dazu:

- immer in der Mitte sitzen,
- niemals am Rand sitzen,
- niemals in den vorderen Reihen sitzen,
- in kleinen Räumen mit zehn bis 15 Sitzreihen immer die letzten zwei bis drei Sitzreihen nehmen,

- in großen Räumen immer im hinteren Drittel sitzen,
- rechtzeitig genug hingehen, damit es keine Platzprobleme gibt,
- lieber eine Vorstellung an einem anderen Tag oder zu anderer Uhrzeit besuchen, als wegen falscher Platzwahl Migräne riskieren.

Knoblauch

Knoblauchzehen müssen hellelfenbeinfarbig sein, dunkle Zehen oder Zehen mit Druckstellen wegwerfen.

Das im Knoblauch enthaltene Alantoin, ein chemisch hoch reaktionsfähiger Stoff, kann durch Sauerstoffaufnahme (Oxidation) unter Bildung verschiedener anderer Stoffe zum gefährlichen Gift werden (Knoblauchvergiftung). Daher ist geschnittener oder gepresster Knoblauch immer unter Luftabschluß aufzubewahren, z.b. in Olivenöl.

Komplexbildung

Verbindung von Eiweißbruchstücken aus dem Zwischenstoffwechsel, z.B. mit Glutamat (→*Geschmacksverstärker*), Phosphat (→*Phosphate*) und anderen Lebensmittelzusatzstoffen (→*Lebensmittelzusatzstoffe*), auf die das Immunsystem allergisch reagiert.

Da täglich einige zigtausend Eiweißbruchstücke verschiedener chemischer Zusammensetzung aus dem Stoffwechsel anfallen, gibt es naturgemäß ebensoviele Möglichkeiten der Komplexbildung mit theoretisch ebenso vielen möglichen allergischen Reaktionen. Keine der allergischen Reaktionen kann genau vorausgesagt oder durch Tests nachgewiesen werden.

Ohne die Bindung an Eiweißbruchstücke erzeugen allerdings weder Glutamat noch die anderen Lebensmittelzusatzstoffe Allergien. Darin liegt der Grund, warum direkte Allergie-Tests auf Glutamat und andere allergieerzeugende Zusatzstoffe ohne greifbares Ergebnis bleiben. Die Gefahr: Falsch negative Befunde, d.h. kein Ergebnis, obwohl tatsächlich doch eine Allergie gegen den untersuchten Stoff besteht. Die Folge: Die tatsächlich vorhandene Allergie wird nicht erkannt und kann bedrohliche Ausmaße annehmen, ohne dass notwendige Maßnahmen ergriffen werden (z.B. →*Auslassdiät*).

Kopfhaltung

Nicken und Vorbeugen sind die häufigsten Belastungen für Halswirbelsäule und Genick des Menschen. In waagrechter Kopfhaltung liegt der Schwerpunkt des Kopfes ziemlich genau über den »oberen Kopfgelenken« zwischen Schädelbasis und erstem Halswirbel (oberer Teil des Genicks). Der Kopf wird in dieser Stellung im Gleichgewicht gehalten, so dass Hals- und Nackenmuskulatur weitgehend entspannt bleiben. Nicken und Vorbeugen beanspruchen Genick und Nackenmuskulatur am stärksten.

Um bei der Arbeit z.B. am Schreibtisch eine aus Sicht des Genicks optimale Kopfhaltung zu erreichen, sollte die Vorbeugung nicht mit dem Kopf durch Beugung und Krümmung des Halses, sondern bei geradem Oberkörper und gerade gehaltenem Kopf aus der Hüfte heraus erfolgen (Beugung der Hüftgelenke zwischen Oberschenkeln und Becken). Damit bleibt das Genick entlastet, die Nackenmuskulatur wird nur geringfügig angespannt (→*PC-Arbeitsplatz*). Muskelanspannung und -haltearbeit werden auf die wesentlich kräftigere Rückenmuskulatur zwischen unterer Brustwirbelsäule und Becken übertragen.

Kräuterbutter

Kräuterbutter ebenso wie Knoblauchbutter sind beliebte Zutaten der Geschmacksverfeinerung, besonders von Fisch und Fleisch (z.B. Steaks).

Durch chemische Veränderung des Milcheiweißes der Butter infolge unzweckmäßiger Lagerung und Kühlung kann es zur Bildung von →*Fehleiweiß* kommen.

Das in der Regel geschmacklich veränderte Fehleiweiß tritt wegen der gleichzeitigen Anwesenheit geschmacksbestimmender Kräuter (z.B. Knoblauch) nicht in Erscheinung. Verdorbene Kräuter- oder Knoblauchbutter ist daher am Geschmack praktisch nicht zu erkennen.

Deshalb sollte die Lagerung und Kühlung von Kräuter- oder Knoblauchbutter von Anfang an im Gefrierfach des Kühlschranks bzw. in der Gefriertruhe erfolgen. Nicht verbrauchte Kräuter- bzw. Knoblauchbutter nicht offen bei Zimmertemperatur liegen lassen, auch nicht im Butterfach des Kühlschranks aufbewahren!

Lebensmittelzusatzstoffe
Stoffe, die Lebensmitteln zur Stabilisierung, Haltbarmachung oder Geschmacksverbesserung zugesetzt werden. Besonders gefährlich für Migräne-Patienten sind →*Phosphate* als →*Stabilisatoren,* →*Emulgatoren* und →*Säureregulatoren,* →*Benzoate* als →*Konservierungsstoffe* sowie vor allem →*Glutamate* als →*Geschmacksverstärker.* Andere Stoffe wie Farbstoffe, Verdickungsmittel, Mehlbehandlungsmittel und ähnliche sind demgegenüber eher unbedenklich. Eine letzte Sicherheit gegen Allergien gibt es aber auch bei letztgenannten Stoffen nicht.

Lokalanästhesie
Teilweise oder völlige Unerregbarkeit von peripheren (außerhalb von Gehirn und Rückenmark liegenden) Nerven oder Nervenendigungen durch örtliche Betäubung.

Wichtigstes Ziel der Lokalanästhesie: Die vorübergehende Auslöschung der Schmerzempfindung.

Marmelade

Marmelade am besten selber einkochen, wenn möglich ohne Pektin. Pektin kann Allergien auslösen. Eine direkte allergisierende Wirkung des Pektins ist dabei eher unwahrscheinlich, jedoch die Wirkung von Rückständen aus der Pektinherstellung (z.B. verschiedene Frucht-Ester). Frucht-Ester spielen die Hauptrolle bei Allergien auf frische Früchte. Während des Einkochvorgangs verlieren Frucht-Ester ihre Allergie auslösende Wirkung.

Wenn die Selbstherstellung von Marmelade nicht möglich ist, sollte man Marmelade aus dem Bioladen oder der Bioecke holen. Dort ist sie zwar einiges teurer, aber wenigstens ungefährlich, weil ihre Früchte aus biologischem Anbau stammen und daher frei von Pestizid- und Düngemittelrückständen sind.

Massagen

In Unkenntnis der tatsächlichen Zusammenhänge bei der Migräne werden vielfach Massagen zur Lösung von Verspannungen der Hals-, Nacken- und Schultermuskulatur verordnet mit dem Ergebnis, dass schon während oder kurz nach der Massage ein Migräne-Anfall losbricht.

Für Migräne-Patienten gilt daher für die Massage: Hände weg von Hals und Nacken! Und für die Gymnastik: Hände weg von Kopf und Hals!

Sinnvoll können dagegen Massagen von Schultergürtel, Rücken- und Beckenmuskulatur einschließlich der →*Ileosacral-Platte* sein. Wichtig vor jeder Massage ist die optimale Lagerung des Kopfes. Der Kopf ist z.B. bei der Rückenmassage so zu lagern, dass Stirn und Wangen weich abgepolstert aufliegen, das Gesicht zeigt nach vorn (niemals zur Seite gedreht!) und das Kopfteil der Massagebank wird leicht nach unten geneigt in einem Winkel von etwa 10° bis 15°. Die Beine des Patienten müssen zwischen Unterschenkel und Fußrücken durch eine Halbrolle unterstützt und gleichzeitig leicht gespreizt werden. Damit ist eine entspannte Körperhaltung möglich – wichtigste Voraussetzung, dass eine Massage überhaupt wirksam werden kann.

Matratzen
Matratzen so oft wie möglich ausklopfen und an die Sonne legen, spätestens nach vier bis fünf Jahren auswechseln, alt gegen neu. Ein- und mehrteilige Matratzen waagrecht auflegen, Kopfteil keinesfalls schrägstellen.

Menstruations-Migräne
Die Monatsblutung der Frau wird verursacht durch den plötzlichen Abfall des Sexualhormons →*Östrogen*. Unmittelbar vor und während der Menstruation tritt Migräne besonders häufig auf. Die Auslösung der →*Menstruations-Migräne* beruht wahrscheinlich auf einer Übererregbarkeit des peripheren und zentralen Nervensystems, die vom Östrogenabfall unmittelbar vor der Menstruation hervorgerufen wird (→*peripheres Nervensystem*, →*Zentral-nervensystem*).
Die Voraussetzungen zur Auslösung eines Migräne-Anfalls infolge schwerwiegender Bewegungsverluste des Genicks (→*Genick*) bestehen nach unseren Untersuchungen bereits vor dem Eintritt der →*Menstruation*. Durch die plötzlich auftretende Übererregbarkeit der Nerven unmittelbar vor der Menstruation wird der Migräne-Anfall lediglich ausgelöst. Der Östrogenabfall ist damit nicht Verursacher einer Migräne, sondern nur einer ihrer wichtigsten und regelmäßigsten Auslöser. Dies gilt nur für die Migräne der Frau, die Migräne des Mannes wird natürlicherweise nicht hormonell ausgelöst.

Migräne
Anfallsartig auftretender Halbseitenkopfschmerz

mit Begleitsymptomen. Schmerzbeginn nach unseren Daten in über 80 Prozent der Fälle seitlich im Nacken unter dem Hinterkopf (Genickregion) oder in der Schulter. Hauptschmerzorte: Hinterkopf, Scheitel, Stirn, Schläfe, Auge. Wichtigste Begleitsymptome: Übelkeit, Erbrechen, Schwindel, Sehstörungen. Nebensymptome: Licht- und Lärmscheu, Merk- und Konzentrationsstörungen, Wortfindungsstörungen, innere Unruhe, Müdigkeit, Antriebsschwäche, depressive Verstimmung, Depressionen.

Einfachste Form: Schläfenschmerz.

Schwerste Formen:

• Symptome wie oben beschrieben, zusätzlich Taubheit und Lähmung von Arm und Bein auf der Anfallsseite, Sprachstörung, Bewusstlosigkeit. Heutige Bezeichnung: »Sporadische hemiplegische Migräne«, eine der früheren Bezeichnungen: »Migraine accompagnée«.

• Migräne-Anfall unbegrenzter Dauer (Status migraenosus).

Zwischen allen Migräne-Formen gibt es gleitende Übergänge. Außerdem gibt es gleitende Übergänge von Migräne zu →*Spannungskopfschmerz* und die Mischform aus Migräne und Spannungskopfschmerz, mit wechselnden Anteilen aus Migräne und Spannungskopfschmerz.

Viele Patienten berichten von Symptomwandel und Schmerzwanderung im Laufe ihrer Kopfschmerz-Erkrankung. Nicht selten wandert Migräne von einer zur anderen Seite, gelegentlich auch wieder zurück. Manchmal unter Abschwächung der Symptome, manchmal unter Symptomverstärkung. Dieses Verhalten hat der Erkrankung den Namen »Wanderkopfschmerz« (Migräne) eingebracht.

Mit Ausnahme von Veränderungen des Blutverteilungsmusters im Gehirn sowie von Veränderungen der Hirnstromkurven und einiger in Blut und Hirnwasser befindlicher Stoffe (z.b. Serotonin) weist Migräne nach gegenwärtiger Lehrmeinung nichts Greifbares auf. Da es für das bisher nicht Greifbare keine nachhaltig wirksame Therapie gibt, gilt Migräne derzeit noch als unheilbar.

Obwohl es in der Vergangenheit eine Reihe wissenschaftlicher Ansätze gab, Migräne mit Veränderungen der Halswirbelsäule in Zusammenhang zu bringen, wurde diese Idee immer wieder verworfen.

Das Problem war: Nichts, was an der Halswirbelsäule untersucht und gefunden wurde, konnte die Anfallsartigkeit der Migräne belegen und schon gar nicht ihre Begleitsymptome erklären.

Daher gilt derzeit noch die Lehrmeinung: »Migräne hat sicher nichts mit der Halswirbelsäule zu tun.«

Nach unseren Daten geben über 60 Prozent aller Migräne-Patienten (soweit sie nicht im Schlaf vom Anfall überrascht werden) an, den Schmerzbeginn ihrer Migräne zuerst im seitlichen Hinterkopf (Genick) oder in der Schulter zu spüren. Mit Hilfe der →*Röntgen-Funktions-Diagnostik* der Halswirbelsäule konntcn wir die dabei zugrundeliegenden Zusammenhänge weitgehend aufklären:

• Das →*Genick* von Migräne-Patienten zeigt (in Abhängigkeit von Krankheitsdauer oder Häufigkeit und Schwere eventuell vorangegangener Unfälle) schwere bis schwerste Beweglichkeitsverluste. Nach unseren Untersuchungen an 169 Migräne-Patienten lag der Beweglichkeitsverlust des Genicks für Nicken und/oder Beugen im Mittel bei knapp 90 Prozent (!).

• Der erste Halswirbel (oberer Teil des Genicks) ist bei Migräne-Patienten unseren Daten zufolge auch außerhalb des Anfalls in fast 90 Prozent der Fälle verdreht. Die Verdrehung ist im Röntgenbild erkennbar, wenngleich auch nicht immer stark ausgeprägt. Im Anfall erkennt man eine deutliche Zunahme der Verdrehung. Sie lässt sich auch durch klinische Untersuchung nachweisen.

• Im Anfall wird der verdrehte erste Halswirbel in dieser Stellung offenbar eingeklemmt.

Diese Befunde erlauben nach unseren Beobachtungen und – wie wir glauben – in Übereinstimmung mit wichtigen Erkenntnissen der Grundlagenforschung folgende Schlüsse:

• Annähernd eine Million empfindlicher Nervenenden der ersten drei Halsnerven (3.000 bis 5.000 pro Gramm Gewebe!) registrieren die Bewegungsverluste des Genicks. Davon betroffen sind wegen der besonderen Benervung des Genicks hauptsächlich die vorderen Nervenäste der ersten drei Halsnerven.

• Dies führt nach unseren Feststellungen offenbar zur Dauererregung dieser Nervenäste und zur Ausbildung einer neurogenen Entzündung vor allem im vorderen und mittleren Weichteilbereich des Genicks (→*neurogene Entzündung*).

• Wegen der Verdrehung des ersten Halswirbels entsteht eine seitenbetonte neurogene Entzündung.

• Die erhöhte Erregbarkeit von Nerven einer Seite führt reflektorisch (→*Rückenmarksreflexe*) zu einseitigen oder seitenbetonten Verspannungen der Hals-, Nacken- und Schultermuskulatur (besonders betroffen: der Schulterblattheber-Muskel und der obere Teil des Trapez-Muskels).

• Diese Muskelverspannungen verstärken die bereits vorhandene neurogene Entzündung und dehnen sie weiter aus. Überschießende Muskelaktivität eines Teils der Nacken-, Genick- und Schultermuskulatur (ausgelöst z.B. durch unbewusste Fehlhaltung von Kopf, Hals und Schulter im Schlaf) führt schließlich zur Einklemmung (Blockierung) des ersten Halswirbels.

- Die dadurch massiv gesteigerte Erregung der ersten drei Halsnerven wird über die vorderen Äste auf den sensiblen Trigeminuskern übertragen (→*sensibler Trigeminuskern*).
- Der sensible Trigeminuskern überträgt die Erregung selektiv (ausgewählt) auf die schmerzleitenden Fasern des Gesichtsnervs (Nervus trigeminus): Die migränetypischen Gesichtsschmerzen (wiederum selektiv: Stirn, Schläfe, Auge) werden ausgelöst.
- Annähernd zeitgleich wird das →*Ganglion cervicale superius* erregt.
- Das erregte Ganglion drosselt die Blutzufuhr definierter (ganz bestimmter) Hirngefäße nach unseren Erkenntnissen selektiv in stets gleicher Weise. Das Verteilungsmuster der Hirndurchblutung wird dadurch verändert und so eine Reihe von Begleitsymptomen ausgelöst (z.B. Sehstörungen, Merk- und Konzentrationsstörungen, Wortfindungsstörungen, Müdigkeit / Schläfrigkeit, Antriebsschwäche, depressive Verstimmung / Depressionen).
- Benommenheit, Übelkeit und Schwindel werden wahrscheinlich durch Verdrehen, Verkanten und Verschieben von Wirbeln unterhalb der Ebene des ersten Halswirbels ausgelöst. Besonders betroffen davon scheinen die Übergänge vom ersten auf den zweiten Halswirbel (→*Atlas-Subluxation*) sowie vom zweiten auf den dritten Halswirbel zu sein.

Migräne hat demnach einen zweiphasigen Verlauf: Phase 1 beginnt im Genick mit der Blockierung des ersten Halswirbels in einer Dreh-Fehlstellung und kann durch gezielte →*Lokalanästhesie* im Bereich des Genicks wirksam behandelt werden

(→*Cervicale Selektive Rezeptoren-Blockade*).
Phase 2 entsteht durch Erregung des Ganglion cervicale superius und des sensiblen Trigeminuskerns. Mit Phase 2 beginnt der eigentliche Anfall. Da Phase 2 ohne Phase 1 weder entstehen noch bestehen kann, führt die Behandlung der Phase 1 zum Zusammenbruch der Phase 2 und damit zur Anfallsdurchbrechung unter Einbeziehung aller Anfallssymptome. Je nach vorbestehender Anfallsdauer innerhalb von fünf bis fünfzehn Minuten. Der Anfall kehrt nicht wieder zurück, auch wenn die Anfallsdauer vormals regelmäßig über zwölf Stunden betragen hat. Dieser Verlauf läßt sich bei allen Migräne-Formen unter allen Bedingungen in gleicher Weise wiederholen, Ausnahme: Migräneartige Zustände (atypische Migräne), hervorgerufen durch Allergien.

Die Annahme, dass Migräne nichts mit der Halswirbelsäule zu tun habe, ist demnach sicher falsch. Da die bisher ausschließlich durchgeführte Behandlung der Phase 2 an den Grundlagen der Phase 1 nichts ändern kann (Tabletten, Tröpfchen oder Zäpfchen können schwere Funktionsstörungen des Genicks natürlich nicht beeinflussen) und deshalb auch durchgreifende Behandlungserfolge bisher nicht zu erzielen waren, wurde daraus gefolgert, Migräne sei nicht heilbar. Unsere Behandlungsergebnisse zeigen, dass auch diese Aussage falsch ist.

Migräne ist nach unseren Daten, unabhängig von Krankheitsdauer und Anfallshäufigkeit, grundsätzlich heilbar (→*Heilung*). Dauerhafte Anfalls- und Beschwerdefreiheit läßt sich erreichen durch gezielte Behandlung der Genickregion mittels Cervicaler Selektiver Rezeptoren-Blockade.

»Grundsätzlich heilbar« heißt: Es gibt eine sehr konkrete Aussicht auf völlige Beschwerdefreiheit, aber keine hundertprozentige Garantie dafür. Statistisch liegt die Aussicht bei deutlich über 90 Prozent der von uns in den letzten Jahren behandelten Fälle. In den Anfängen der Therapie waren wir nicht so erfolgreich.

Die von uns behandelten Fälle galten zuvor überwiegend als aussichtslos bezüglich Eindämmung der Anfallshäufigkeit oder gar Auslöschung der Anfallstätigkeit.

Milch
Frischmilch kaufen, keine Kondensmilch verwenden (phosphathaltig, →*Phosphate*), auch kein Milchpulver.

Mitleid
Schlechteste Möglichkeit, auf körperliche oder psychische Fehlentwicklungen einzuwirken.
Stattdessen: Mut machen, aufrichten, nach vorn orientieren, Eigenleistung einfordern, Mithilfe anbieten.

Mittagessen
Nur Obst (z.B. Apfel oder Banane) und Milch oder Kaffee, gelegentlich etwas Quark. Sonst nichts. Macht fit und hält munter.

Müsli
Ernährungsforscher bestätigen den industriell hergestellten Müslis zwar jederzeit guten Geschmack, der Gesundheitswert dieser Fertigmischungen wird jedoch ein über's andere Mal in Zweifel gezogen. Daher selbst zusammenstellen, nicht mit Trockenfrüchten (→*Trockenfrüchte*), sondern mit frischem Obst anrichten. Bei Nüssen darauf achten, dass deren Verpackung die Aufschrift: »Ungeschwefelt« enthält (→*Schwefeldioxid*).

Nachsorgetherapie
Der Erfolg der neuen Migränetherapie ist davon abhängig, ob und wie schnell es gelingt, jahrzehntelange Haltungsfehler und gefühlsmäßiges Fehlverhalten zu korrigieren. Pathologische (krankma-

chende und krankhaltende) Gedächtnisinhalte von
Gehirn und Rückenmark sind zu löschen und durch
neue (gesunderhaltende) Verhaltensmuster zu ersetzen. Dazu müssen neue, zweckmäßigere Verhaltensweisen geübt werden. Auf der Grundlage
neuer – oder zumindest wesentlich geänderter –
Gedächtnisinhalte entstehen neue Muster. Dies
betrifft sowohl die bewussten, willkürlich gesteuer-
ten Denk- und Handlungsabläufe als auch die
unbewussten, unwillkürlichen, also automatisch ge-
steuerten bzw. geregelten Abläufe. Letztere spielen
sich weitgehend auf der Ebene des Rückenmarks
ab.

Diese schwierige Aufgabe lässt sich nicht während
der drei- bis fünfwöchigen Grundbehandlung (Basistherapie) allein bewältigen. Daher bieten wir
innerhalb des ersten Jahres nach Ende der Basistherapie eine Anschlussbehandlung (Nachsorgetherapie) an. Sie frischt auf, vertieft und sichert nicht
zuletzt das bis dahin Erreichte und Erlernte.

Die einzelnen Behandlungen bzw. Behandlungs-
blöcke der Nachsorgetherapie werden von Mal zu
Mal in größer werdenden Zeitabständen durchgeführt. Der Gesamtumfang der Nachsorgetherapie
beträgt etwa 20 bis 30 Prozent des Aufwandes der
vorangegangenen Basistherapie. Nachsorgebehand-
lungen sind nicht zwingend, jedoch nicht selten
außerordentlich sinnvoll.

Nasennebenhöhlen

Zu den Nasennebenhöhlen gehören die Stirnhöhle,
die Kieferhöhlen, die Keilbeinhöhle und die Sieb-
beinhöhle. Die Nasennebenhöhlen sind mit
Schleimhäuten ausgekleidet. Der Schleim aus den
Nasen-nebenhöhlen fließt in die Nase ab. Akute
Entzündungen der Nasennebenhöhlen führen zunächst nur zu Schmerzen im Bereich der betroffenen Nebenhöhle, später auch der betroffenen Ge-

sichtshälfte und zu Kopfschmerzen. Wegen der Verbindungen des Gesichtsnervs (Nervus trigeminus) zu den ersten drei Halsnerven (siehe Seite 83) können dauerhaft oder gehäuft auftretende Nasennebenhöhlenentzündungen auch Migräne-Anfälle auslösen.

Die Mehrzahl der Nasennebenhöhlenentzündungen ist ursprünglich allergischer Natur. Daher ist die Gabe von Antibiotika als Erstbehandlungsmaßnahme in der Regel nicht angezeigt. Als Folge einer ursprünglich allergischen Entzündung kann es im weiteren Verlauf jedoch zu einer bakteriellen (von Bakterien verursachten) Entzündung kommen mit Eiterausfluss aus der Nase und einer sehr erheblichen Zunahme der örtlichen Beschwerden sowie von Kopfschmerzen und Allgemeinbeschwerden einschließlich Fieber. Zu diesem Zeitpunkt besteht eine stark gesteigerte Empfindlichkeit gegen Zugluft und Kälte.

Bei chronischen Nebenhöhlenentzündungen, die zusammen mit Zahn- und Kieferschmerzen auftreten, sollte auch eine Mitbehandlung der oberen Halswirbelsäule (Stockwerke C1 bis C3 – erster bis dritter Halswirbel) erwogen werden, sofern →*Röntgen-Funktions-Diagnostik* der Halswirbelsäule und klinische Untersuchung eine wesentliche Beteiligung des Genicks bestätigt haben.

In manchen Fällen ist eine Operation der betroffenen Nebenhöhle die einzige Möglichkeit, die Erkrankung in den Griff zu bekommen. Eine Garantie dafür gibt es jedoch nicht.

»Freie Nasen-Atmung ist die Voraussetzung gesunder Nebenhöhlen« (lautet ein alter Spruch der Hals-Nasen-Ohren-Ärzte). Die Freihaltung der Nasen-Atmung ist eine außerordentlich wichtige Maßnahme zur Vorbeugung chronischer Nebenhöhlenentzündungen. Da eine »verstopfte« Nase

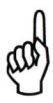

häufig Folge einer Allergie (Rhinitis allergica) ist, sollte diese Allergie behandelt werden, ehe sich daraus eine Nebenhöhlenerkrankung entwickelt.

Neurogene Entzündung
Werden schmerzleitende Nervenfasern gereizt, scheiden sie Stoffe (Neuropeptide) aus, die eine Entzündung in unmittelbarer Nähe des Nervenendes hervorrufen. Dieser Vorgang wird als neurogene (vom Nerven hervorgebrachte) Entzündung bezeichnet. Die neurogene Entzündung hat für die Migräne-Entstehung große Bedeutung.

Die Vorstellung dabei ist, dass durch teilweisen oder vollständigen Ausfall der Nick- und Beugefähigkeit des Genicks (davon betroffen vor allem der erste Halswirbel) das umgebende Gewebe chronisch gereizt wird und dadurch eine neurogene Entzündung entsteht. Typisch dafür ist die stark gesteigerte Druckschmerzhaftigkeit des betroffenen Gewebes im Bereich der neurogenen Entzündung.

Bei Migräne-Patienten liegt dieses Unruhezentrum zwischen Schädelbasis und erstem Halswirbel. Gerät der erste Halswirbel aus seiner normalen Lage in eine Dreh-Fehlstellung und wird dabei auch noch eingeklemmt, bringt offenbar das Zusammenspiel von Rückenmark, Hirnnerven und →*Sympathicus* einen Migräne-Anfall auf den Weg.

Nickerchen
Aus Sicht des Genicks sehr gefährliche Angewohnheit des Nachmittagsschlafes in sitzender Körperhaltung. Dabei sinkt der Kopf vorübergehend vornüber oder zur Seite und wird danach wieder ruckartig (reflektorisch) aufgerichtet.

Das »Nickerchen« ist eine extreme Belastung für Halswirbelsäule und Genick und daher für Migräne-Patienten ausgesprochen gefährlich. Sehr gefährlich ist auch der Mittagsschlaf auf dem Sofa in meist unkontrollierbarer Körper- und Kopfhaltung.

Grundsätzlich gilt: Migräne-Patienten schlafen am Tage überhaupt nicht, dafür ist nachts genügend Zeit. Wer nachmittags müde wird, möge sich mit einer Tasse Kaffee, einem Spaziergang oder etwas Gymnastik wieder fit machen.

Ökoweine
Durch kontrollierten Anbau ohne Einsatz von Kunstdünger und Pestiziden (→*Pestizide*) erzeugte Weine. Traubenernte überwiegend von Hand, Weinausbau unter Verzicht auf chemische Zusätze, Schönungsmittel und Weinverschnitt. Ausnahme: Zugabe von →*Schwefeldioxid* in Ökoweinen, jedoch deutlich geringer als in herkömmlichen Weinen. Öko-Rotweine sind für Migräne-Patienten bedingt empfehlenswert. Dies gilt selbstverständlich nicht bei bekannter Histamin-Überempfindlichkeit, da besonders ältere Rotweine erhebliche Mengen an Histamin enthalten können.

Wir haben beobachtet, dass junge, tanninhaltige Rotweine (Tannine sind Gerbstoffe aus Schalen und Stielen der Rotweintraube sowie aus der Rinde z.B. der Barriqué-Eiche; Letztere gelangen in den Wein durch Lagerung in Barriqué-Fässern) mit nur geringem Schwefelgehalt und ohne sonstige Zusätze akute Migräne-Anfälle bis zu einer Schmerzintensität von ca. 40 Prozent des Maximalschmerzes auslöschen (!) können – samt allen Akutsymptomen wie Übelkeit, Schwindel, Merk- und Konzentrationsstörungen, depressive Verstimmung.

Dagegen wirken ältere Weine sowie Weine mit chemischen Zusätzen und Rückständen und Weine mit höheren Schwefelgehalten anfallsauslösend. Weißwein, der keine gefäßerweiternde Wirkung hat, ist für Migräne-Patienten nicht geeignet. Bereits ein achtel Liter Weißwein kann Migräne-Anfälle auslösen. Das Gleiche gilt für Weißweinprodukte wie Sekt oder Champagner (ein Sekt

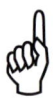

spezieller Rezeptur und besonderen Lagerungsbe-
dingungen).
Diese Beobachtungen werden von einer vor kurzem
erschienenen wissenschaftlichen Studie zur Frage
der gefäßerweiternden Wirkung von Rot- und
Weißweinen gestützt.
Danach wirken Rotweine, die in Eichenfässern gelagert werden, eindeutig gefäßerweiternd. In Stahl-
fässern gelagerte Rotweine haben offenbar nur eine
geringfügig gefäßerweiternde Wirkung, weil ihnen
die zusätzlichen Tannine aus den Eichenfässern
fehlen. Weißweine wirken nicht gefäßerweiternd.
In der Studie wurde die Wirkung von Wein auf
Herzkranzgefäße untersucht.

Östrogen
Hormon der geschlechtsreifen Frau. Östrogen entsteht in den Eierstöcken. Nach der →*Menstruation*
wird Östrogen bis zum 14. Tag des Zyklus, dem
Eisprung, in ständig steigenden Mengen hergestellt.
Danach fällt der Östrogenspiegel langsam wieder ab
und löst um den 28. Tag der Periode durch plötzlichen Abfall die Menstruation aus.
Das Östrogen löst nicht nur Eisprung und Monatsblutung aus, sondern wirkt möglicherweise auch auf
das zentrale und periphere Nervensystem (→*peripheres Nervensystem,* →*Zentralnervensystem*):
Frauen klagen während der Menstruation häufig
über verstärkte Geruchs-, Geschmacks-, Lärm- und
Schmerzempfindlichkeit sowie über vermehrte Ner-
vosität und Reizbarkeit.
Der plötzliche Östrogenabfall im Blut scheint
demzufolge eine erhöhte Erregung bestimmter
Nerven des peripheren und zentralen Nervensystems hervorzurufen. Dies würde erklären, warum kurz vor oder während der Menstruation
Migräne ausgelöst wird, wenn zuvor schon ein
schwerwiegender Bewegungsverlust des Genicks

mit Dreh-Fehlstellung des ersten Halswirbels eine →*neurogene Ent-zündung* auf der Anfallsseite hervorgerufen hatte (→*Genick*).

Olivenöl
Hervorragend zur vorübergehenden Konservierung von Gewürzen (z.b. Pertersilie, Knoblauch) sowie von Fisch und Fleisch (z.b. Steak) geeignet. Aufpassen: Olivenöl nur aus erster Kaltpressung verwenden! Olivenöl eignet sich auch sehr gut als Grundlage für Salatsoßen (»Dressing«).

PC-Arbeitsplatz
Viele Patienten klagen über gehäuft auftretende Kopf-, Nacken- und Schulterschmerzen während und nach der Arbeit am PC (Personal Computer). Nicht wenige bringen Migräne-Anfälle damit in Verbindung. Die Frage der Einrichtung und Bedienung eines PC-Arbeitsplatzes ist daher für Migräne-Patienten wichtig.
Grundsatz: Hals-, Brust- und Lendenwirbelsäule bleiben bei der Arbeit am PC immer aufgerichtet. Die Vorbeugung erfolgt in dieser Haltung aus der Hüfte heraus, nicht durch Beugung des Halses (→*Kopfhaltung*). Der Neigungswinkel des Oberkörpers beträgt dabei etwa 15 bis 20 Grad gegenüber der Senkrechten.
Zubehör und Einstellungen:
• Bildschirm:
21-Zoll-Schirm, LCD-Display.
• Bildschirm-Haltearm:
Stufenlos höhen- und seitenverstellbar, zweifach schwenkbar mit stufenlos schwenkbarem Teller, kugelgelenkiger Verbindung zwischen Arm und Teller, Sperrung der Einstellung mittels Feststellrad.
• Bildschirm-Einstellung:
Bildschirmmitte (senkrecht und waagrecht) bei aufgerichtetem Oberkörper in Augenhöhe, Bild-

schirm-Abstand ca. Armlänge (bei ausgestrecktem Arm berühren die ausgestreckten Finger den Bildschirm).

Bildschirmneigung nach hinten unter einem Winkel ca. drei bis fünf Grad, Bildschirmneigung rechts zur Seite unter einem Winkel von ebenfalls ca. drei bis fünf Grad. Die Sitzposition vor dem Bildschirm sollte so eingenommen werden, dass der Blick geradeaus auf den Schirm gerichtet werden kann, ohne den Kopf dabei aus der Körpermittelachse wegdrehen zu müssen.

* Tastatur:

Abstand vom Körper ca. 15 bis 20 Zentimeter. Die Tastatur wird zweckmäßigerweise so aufgestellt, dass das Haupttastenfeld auf die Körpermitte gerichtet ist.

Da mit Rollenstühlen Körperhaltung und Sitzposition nur schwer einzuhalten sind, empfehlen wir Stühle ohne Rollen.

Übrigens: Die vorgeschriebene, aufrechte Körperhaltung lässt sich leicht und ermüdungsfrei einhalten, wenn dabei das Kreuzbein gegen die Stuhllehne gedrückt wird. Dadurch richtet sich der Körper von selbst auf (Reflexbewegung). Der Druck muss gut spürbar sein, sonst wird der Reflex nicht ausgelöst (→*Ileosacral-Platte*).

Peripheres Nervensystem

Zum peripheren Nervensystem gehören (mit Ausnahme der Hirnnerven und des Rückenmarks) sämtliche Nerven außerhalb von Gehirn und Rückenmark, insgesamt ungefähr zehn bis 15 Milliarden mit insgesamt ca. 50 Milliarden Nervenendigungen (Rezeptoren).

Die Nerven des peripheren Nervensystems transportieren Sinnesreize zu Rückenmark und Gehirn und Steuerbefehle des Gehirns zu allen Organen außerhalb von Rückenmark und Gehirn.

Pestizide
Sammelbegriff für chemische Pflanzenbehand-
lungs- und Schädlingsbekämpfungsmittel: Fungizi-
de (gegen Pilze), Herbizide (gegen Unkräuter),
Insektizide (gegen Insekten). Problem des chemischen »Pflanzenschutzes«: Die Vernichtung von
Nützlingen, von Säugetieren, Vögeln und Fischen
und die Zerstörung der natürlichen Lebensgrundla-
ge der Pflanzen- und Tiergemeinschaften.
Pestizide werden mit der Nahrung aufgenommen.
Sie können →*Allergien* sowie Erkrankungen des
Nervensystems, der Leber und der Nieren hervorrufen. Durch Anreicherung im Fettgewebe An-
häufung im Körper mit Langzeitwirkung und Ver-
stärkereffekt.
Phosphate
Phosphate sind die Salze der Phosphorsäure. Sie
werden als →*Stabilisatoren* und →*Emulgatoren*
bei der Herstellung von Milcherzeugnissen, Fisch-
zubereitungen (Fischstäbchen), Fertigeis, Cola-
und Kakao-Fertiggetränken, Backpulver, Wurst
und Schmelzkäse sowie bei der Herstellung von
Wein verwendet.
Phosphate sind häufige Ursache von →*Unverträglichkeitsreaktionen* und können dadurch Migräne-
Anfälle auslösen bzw. Migräne-artige Zustände
(atypische Migräne) hervorrufen. Phosphate in
Lebensmitteln sind mit den Nummern: E 450a, E
450b und E 450c gekennzeichnet.
Psychosomatische Behandlung
Einbeziehung des Seelischen in die Behandlung
körperlicher Krankheiten. Die psychosomatische
Behandlung bei Migräne verfolgt vor allem zwei
Ziele:
• Erfassung und Beseitigung seelischer Probleme,
  damit Beeinflussung von Anfallshäufigkeit und
  Anfallsintensität.

• Vermittlung von Verhaltensweisen zur seelischen Bewältigung der Migräne, die immer noch als
unheilbar gilt.

Aus unserem Datenmaterial geht hervor, dass wahrscheinlich weit weniger als zehn Prozent der
Migräne-Patienten ihre Migräne wegen bestehender
seelischer Probleme bekommen haben. Über 90
Prozent der Migräne-Patienten haben jedoch seelische Probleme mit der Vorstellung von der
Unheilbarkeit und der damit verbundenen Hoffnungslosigkeit. Auch die Angst vor »Vergiftung«
von Nieren und Leber wegen oft jahrzehntelangem
Gebrauch von Schmerzmitteln und Psychopharmaka verstärkt Hoffnungslosigkeit und Verzweiflung.
Beide seelischen Empfindungen treten im Anfall
verstärkt auf, gepaart mit depressiver Verstimmung
bzw. Depression.

Die negative seelische Befindlichkeit wirkt sich
natürlich auch auf Familie, Freundes- und Bekann-
tenkreis aus. In noch stärkerer Weise wird die
partnerschaftliche Beziehung belastet. Dies verstärkt die depressive Stimmung.

Logische Folge davon:

Gehäuft auftretende Migräne-Anfälle.

Verbunden mit der körperlichen und geistigen
Leistungsschwäche im Anfall folgen nicht selten
berufliche Schwierigkeiten, droht nicht selten der
Verlust des Arbeitsplatzes. Der drohende Verlust
des Arbeitsplatzes führt in vielen Fällen zu einem
erhöhten Gebrauch von Schmerzmitteln und
Psychopharmaka. Dies aber ist wieder der Einstieg
in den anderen Teufelskreis, die Vergiftungsangst.
Hier nach Auswegen zu suchen, ist eine der
Hauptaufgaben der psychosomatischen Behandlung
bei Migräne.

Mit unserer völlig andersartigen Therapie ermöglichen wir auch bislang aussichtslosen Fällen den

vollständigen Ausstieg aus den körperlich-seeli-schen und seelisch-körperlichen Teufelskreisen einer Migräne. Wir brauchen dafür weder unter laufender Behandlung noch irgendwann später Schmerzmittel oder Psychopharmaka. Deshalb können wir auf psychosomatische Behandlung im bisherigen Sinne vollkommen verzichten. Unsere Devise lautet daher:»Keine Beschäftigung mit der Migräne, sondern Zukunftsplanung ohne Migräne.«

Rezeptoren
Endigungen empfindungsleitender Nerven im Gewebe. Unter dem Mikroskop zeigen diese Nervenendigungen stark unterschiedliche Gestalt je nach ihrer Aufgabe innerhalb der Sinneswahrnehmung. Rezeptoren unterschiedlicher Bauart antworten auf Druck, Zug, Spannung, Vibration, Hitze/Kälte und Schmerz durch»Erregung« (elektrische Entladungen im Innern des Rezeptors, die er in Richtung Nerv weiterleitet). Dabei erhöhen die Rezeptoren ihre Ruhefrequenz (Anzahl elektrischer Entladungen pro Sekunde in Ruhe) um das bis zu 20fache. Im Weichteilbereich des Genicks liegen ca. 3.000–5.000 solcher Rezeptoren, etwa zehnmal mehr als im Knie. Die Therapie der Cervicalen Selektiven Rezeptoren-Blockade (→*Cervicale Selektive Rezeptoren-Blockade*) macht sich zunutze, dass vor allem die Schmerzrezeptoren ohne Umhüllung frei im Gewebe liegen und mit verdünnten Lokalanästhetika (Medikamente zur Schmerzausschaltung) selektiv (bevorzugt, ausgewählt) blockiert (ausgeschaltet) werden können.

Röntgen-Funktions-Diagnostik
Unter Ärzten wenig bekanntes Verfahren zur Erkennung von Beweglichkeitsstörungen der Wirbelsäule.

Da Beweglichkeitsstörungen von →*Genick* und Halswirbelsäule zu den wichtigsten Ursachen chronischer Kopfschmerzen zählen (→*Migräne*, →*Spannungskopfschmerz*), ist die Röntgen-Funktions-Diagnostik der Halswirbelsäule Kernstück der von uns vor jeder Behandlung durchgeführten →*Schmerz-Analyse*.

Rosinen

Rosinen sind getrocknete Weintrauben, in der Regel geschwefelt. Auch wenn die Angabe »geschwefelt« auf einer Verpackung fehlt, ist dies keine Garantie dafür, dass der Inhalt nicht geschwefelt ist. Nach Norm der Europäischen Union brauchen Schwefelgehalte bis 50 mg/kg bei Rosinen nicht angegeben werden.

Die Zusatzangabe »Rosinen, geschwefelt« darf auf der Verpackung von Schokolade völlig fehlen, auch wenn die darin verarbeiteten Rosinen geschwefelt sind. Beim Bäcker und Konditor findet man in der Regel überhaupt keine Kennzeichnung der →*Lebensmittelzusatzstoffe*, also auch nicht von Schwefel in Rosinen. Daher muss für Migräne-Patienten gelten: Verzicht auf Rosinengebäck und Schokolade mit Rosinen. Unbehandelte, nicht geschwefelte Rosinen aus biologischem Anbau gibt es in Naturkostläden (Bioläden).

Rückenmark

Das Rückenmark wird dem zentralen Nervensystem zugerechnet. Es beginnt unterhalb der Schädelbasis in Höhe des ersten Halswirbels und endet in Höhe des ersten bzw. zweiten Lendenwirbels. Es ist Vermittler zwischen zentralem und peripherem Nervensystem (→*peripheres Nervensystem*, → *Zentralnervensystem*) und Regelzentrum selbständiger Reflexe (zum Beispiel der Bewegungsvorgänge beim Stolpern): Regelt die Muskeltätigkeit und beeinflusst die Blutzufuhr über die präganglionären Fasern des sympathischen Grenzstrangs, die aus den oberen Etagen des Hals- und Brustmarks zum →*Ganglion cervicale superius* ziehen.

Schimmelpilze
Schimmelpilze erzeugen auf Lebensmitteln die grünlichweißen, giftigen Schimmel-Beläge. Die Gifte der Schimmelpilze heißen »Aflatoxine«. Aflatoxine können schwere Magen-Darmstörungen hervorrufen mit Übelkeit, Erbrechen, Durchfällen, Bauchkrämpfen, Fieber und Schüttelfrost. Außerdem können Schimmelpilze Allergien erzeugen. Besonders gefährdete Lebensmittel sind Milchprodukte, Backwaren sowie Obst und Gemüse. Schimmelige Lebensmittel sollten von Migräne-Patienten überhaupt nicht verzehrt werden, auch wenn der Schimmel vorher entfernt wurde.
Da die Fäden der Schimmelpilze nicht nur an der Oberfläche befallener Lebensmittel sitzen, ist nach oberflächlicher Beseitigung des Schimmels eine Vergiftung mit Aflatoxinen jederzeit noch möglich. Die zur Käseherstellung verwendeten Schimmelpilze bilden kein Aflatoxin und sind daher primär ungiftig.

Schlafen
• Grundsätzlich bei offenem Fenster schlafen.
• Auf waagrecht aufgelegter Matratze schlafen, Kopfteil nicht angehoben.
• Niemals auf dem Bauch schlafen.
• In Rückenlage Nacken durch Kissen unterlegen, Kopf nicht auf den Kissenwulst auflegen.
• In Rückenlage Beine grätschen.
• In Seitenlage Kopf und Hals durch Kopfkissen abstützen, ein Bein angewinkelt halten (stabile Seitenlage). Arme nicht unter den Kopf legen, Schultern zurücknehmen.
• Nur nachts schlafen, niemals tagsüber.
• Vor Mitternacht zu Bett gehen, am besten zwi-

schen zehn und elf Uhr abends.
• Abends nicht zuviel trinken, damit man nachts nicht dauernd raus muss.
• In mondhellen Nächten Fenster abdunkeln.
• Im Winter Schlafzimmer bei ungefähr 12 bis 14 Grad halten und auf ausreichende Frischluftzufuhr achten!

Schmerz-Analyse
Aus Krankenvorgeschichte, →*Röntgen-Funktions-Diagnostik* der Halswirbelsäule und körperlicher Untersuchung werden in der Schmerz-Analyse die Zusammenhänge schwerer Bewegungsstörungen von Genick und Halswirbelsäule und chronischer Kopfschmerzen untersucht, erläutert und das für den Einzelfall am besten geeignete Behandlungsschema erarbeitet, seine Wirkungsweise erklärt und die damit verbundenen Heilungsaussichten besprochen.

Schmerzgedächtnis
Wissenschaftliche Untersuchungen an schmerzleitenden Nervenzellen des Rückenmarks haben gezeigt, dass Schmerz zu Stoffwechselveränderungen in der Nervenzelle führt.
Chronischer Schmerz löst dauerhafte Stoffwechselveränderungen aus, die auf eine erhöhte Erregbarkeit der Nervenzelle gegenüber Schmerz hinauslaufen (vergleichbar mit der Ausbildung eines »Schmerzgedächtnisses«).
Die dabei beobachteten Abläufe innerhalb der Zelle mit dem Auftreten von Botenstoffen und dem Ausstoß (Expression) schnell reagierender Eiweißstoffe (immediate-early genes), die den Vorgang der Stoffwechseländerung in Gang bringen und offenbar auch in Gang halten, können durch unmittelbar äußere Einwirkungen auf die Nervenzelle, wie z.B. die Schmerzunterdrückung durch Morphin (Betäubungsmittel), nicht beeinflusst werden. Das

heißt, die Bildung der Stoffe kann offenbar nur verhindert werden, wenn die auslösende Ursache »Schmerz« beseitigt wird.

Mit Beseitigung der auslösenden Ursache ist es nach unseren Beobachtungen in jedem Fall möglich, das Schmerzgedächtnis zu löschen, d.h. die damit verbundenen Stoffwechselveränderungen rückgängig zu machen. Der Beweis dafür muss in streng wissenschaftlichem Sinne jedoch noch erbracht werden.

Schmerzrezeptoren

Schmerzrezeptoren sind die Endverzweigungen schmerzleitender Nerven. Sie sitzen fast überall im Gewebe (außer z.B. im Gehirn), besonders dicht unter der Haut, im Bereich der Finger und der Gelenke, ferner im Bereich von Bauchfell, Rippfell und Knochenhaut.

Werden Schmerzrezeptoren erregt, wird die Erregung zum Rückenmark transportiert, dort umgeschaltet und u.a. zum Gehirn weitergeleitet.

Dort erreicht die Erregung auch die zentrale Schmerzverarbeitung, die uns sagt, dass ein Schmerz da ist, wo der Schmerz ist, wie stark der Schmerz ist und wie der Schmerz empfunden wird: Brennend, schneidend, stechend, glühend, pochend usw.

Aus Schmerzrezeptoren werden bei Erregung der Nervenfaser, an deren Ende sie sitzen, Stoffe (Neuropeptide) freigesetzt, die eine Entzündung im unmittelbaren Bereich des Rezeptors hervorrufen (→*neurogene Entzündung*).

Das Auftreten einer neurogenen Entzündung ist wahrscheinlich einer der wichtigsten Schritte bei der Entstehung der Migräne aus einer akuten, schweren Bewegungsstörung des Genicks, die z.B. durch Einklemmung (Blockierung) des ersten Halswirbels verursacht wird.

Schulterblattheber

Vom oberen inneren Schulterblattwinkel zu den Querfortsätzen der ersten fünf Halswirbel ziehender Muskel (Musculus levator scapulae).

Der Schulterblattheber greift mit seiner kräftigsten Muskelzacke den Querfortsatz des Atlas (erster Halswirbel) von vorn. Wenn der Schulterblattheber einseitig angespannt wird, z.B. bei Schulterhochstand, zieht er den Atlas nach hinten unten und dreht ihn dabei. Die Dreh-Fehlstellung des Atlas erzeugt Halbseitenkopfschmerz. Die Einklemmung des Atlas in dieser Dreh-Fehlstellung erzeugt nach unseren Erkenntnissen Migräne, und zwar die Anfallsphase 1 (→*Migräne*).

Schwefeldioxid

Konservierung von Lebensmitteln durch Zusatz von Schwefeldioxid. Mit Schwefeldioxid werden vor allem →*Weine* und →*Trockenfrüchte* sowie Kartoffelerzeugnisse (Chips, Kartoffelpüree), Meerrettich- und Spargelkonserven konserviert. »Schweflige Säure« (Schwefeldioxid plus Wasser) und deren Salze (Sulfite) zerstören Vitamine der B-Gruppe (B_1, B_6, B_{12}), sind enzymhemmend und zellverändernd. Mengen bis 50 mg/kg müssen bei Lebensmitteln nicht angegeben werden, Mengen über 50 mg/kg müssen die Angabe »geschwefelt« enthalten. Im Wein ist Schwefeldioxid nicht kennzeichnungspflichtig. Migräne-Patienten sollten daher mit Ausnahme bestimmter Öko-Rotweine auf den Genuss von Wein verzichten. Da →*Rosinen* in der Regel ebenfalls geschwefelt sind, ist Migräne-Patienten auch vom Verzehr von Rosinengebäck und Schokolade mit Rosinen, die nicht ausdrücklich als »unbehandelt« oder »nicht geschwefelt« angegeben werden, dringend abzuraten.

Bereits kleinste Mengen von Schwefeldioxid in Lebensmitteln können Übelkeit, Durchfall, Kopfschmerzen und Migräne-artige Zustände auslösen. Die von Schwefeldioxid ausgelöste »Migräne« unterscheidet sich in der Regel vom sonst gewohnten Anfallsmuster. Zusätzlich zum Halbseitenkopfschmerz werden häufig Kopfschmerzen im ganzen Kopf angegeben, Übelkeit und Erbrechen stärker als gewohnt. Der typische Migräneschmerz an Schläfe, Auge und Stirn kann verstärkt, seine Ausdehnung größer sein. Wir bezeichnen diese Verlaufsformen als »atypische Migräne«.

Sehstörungen
Sehstörungen sind eines der häufigsten Symptome bei Migräne. Wenn Sehstörungen innerhalb eines Migräne-Anfalls auftreten, besteht hinsichtlich ihrer Herkunft meist kein Zweifel.

Wenn Sehstörungen jedoch auch außerhalb eines Migräne-Anfalls auftreten und vom Augenarzt am Auge nichts festgestellt oder die Sehstörung auch durch eine Brille nicht behoben werden kann, liegt deren Ursache nach unseren Beobachtungen fast ausnahmslos in einer Bewegungsstörung der oberen Halswirbelsäule (→*Atlas-Subluxation*) bzw. der oberen Brustwirbelsäule (→*Brustwirbelsäule*) und ist von dort aus behandelbar.

Davon zu unterscheiden sind »Sehstörungen«, die z.B. als Folge von Pollenallergien auftreten können und Schlierenbildung vor den Augen mit häufigem Lidschlag sowie erhöhte Lichtempfindlichkeit auslösen.

Diese »Sehstörungen« sind vergleichsweise harmlos und durch örtliche Behandlung der Augen (z.B. mit Cromoglycinsäure – Medikament gegen Allergien) gut zu kontrollieren, wobei der Behandlungserfolg ihre Herkunft – die Allergie – beweist.

Sensibler Trigeminuskern
Aus dem Gehirn ins obere Halsmark (Rücken-

marksabschnitt im Halsbereich) absteigender Nervenkern des Trigeminus (Gesichtsnerv). In ihm werden Sinnesempfindungen aus dem Gesicht empfangen und verarbeitet.

Im sensiblen Trigeminuskern liegen die Nervenzellen, die mit den ersten drei Halsnerven auf Rückenmarksebene, ungefähr in Höhe des ersten Halswirbels, vielfältige Verbindungen unterhalten. Über diese Schiene werden Erregungen aus dem Bereich der ersten drei Halsnerven – und damit aus der gesamten Genickregion – als Schmerzen umgedeutet und in die migränetypischen Gebiete des Gesichts »transportiert« (geleitet).

Die Schmerzursache liegt typischerweise nicht im Schmerzort (Auge, Schläfe, Stirn), sondern wird dort nur empfunden, weil Nerven im sensiblen Trigeminuskern erregt werden, die sonst Erregungen aus dem Gesicht empfangen. Dies kann die zentrale Schmerzverarbeitung im Gehirn nicht unterscheiden, der betroffene Patient damit erst recht nicht.

Sorbinsäure

Sorbinsäure und ihre Salze (Sorbate) werden hauptsächlich zur Konservierung gegen →*Schimmel* verwendet.

Sorbinsäure ist der am häufigsten verwendete Konservierungsstoff zur Fruchtkonservierung (z.B. Marmelade), zur Konservierung von Margarine, Mayonnaise und Wein sowie zur Oberflächenkonservierung von Wurst und Käse. Sorbinsäure löst seltener Allergien aus.

Bei Unwohlsein nach Genuss industriell hergestellter Marmelade kommt eine Unverträglichkeit gegenüber Sorbat in Betracht. Durch →*Auslassdiät* kann man sich Gewissheit verschaffen, zum Beispiel auf Marmelade verzichten oder Marmelade gegen Honig austauschen.

Wenn danach keine Beschwerden mehr auftreten, erhärtet sich der Verdacht auf eine Sorbat-Unverträglichkeit.

Spannungskopfschmerz
Doppelseitig symmetrisch oder seitenbetonter, vorübergehend oder dauerhaft auftretender, von Nacken und Schultern ausgehender, hauptsächlich Hinterkopf, Scheitel und Stirn befallender Kopfschmerz ohne sonstige, wesentliche Begleitsymptome. Übergänge zu anderen Kopfschmerzformen, insbesondere zur Migräne, sind dabei fließend. Diese Kopfschmerzformen entziehen sich einer genauen Einteilung (Klassifikation) und werden daher gerne auch als »Kombinationskopfschmerzen« bezeichnet. Nach den Vorschriften der Internationalen Klassifikation (IHS) sind für alle Kopfschmerzformen eines Patienten getrennte Diagnosen zu erstellen.

Das Genick zeigt in der →*Röntgen-Funktions-Diagnostik* der Halswirbelsäule in Abhängigkeit von Krankheitsdauer, Schmerzhäufigkeit und -intensität schwere bis schwerste Bewegungseinbußen für Nicken und Beugen, außerdem nach unseren Daten in über 50 Prozent der Fälle eine geringgradige Verdrehung des ersten Halswirbels (Atlas).

Die Halswirbelsäule im Ganzen zeigt sich ebenfalls stark bewegungseingeschränkt. In fortgeschrittenen Stadien der Erkrankung mit Dauerkopfschmerz zeigt sich eine zunehmende Beugestarre der Halswirbelsäule.

Im Gegensatz zur →*Migräne* werden beim Spannungskopfschmerz nach unseren Beobachtungen vor allem die hinteren Äste der Halsnerven gereizt. Da diese Äste aber nach neuroanatomischen Daten weder mit dem sensiblen Trigeminuskern (→*sensibler Trigeminuskern*) noch mit dem →*Ganglion cervicale superius* in Verbindung stehen, treten

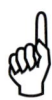

beim Spannungskopfschmerz die für die Migräne typischen Symptome nicht auf. Nicht selten finden sich Spannungskopfschmerz und Migräne in unterschiedlicher Ausprägung im Kombinationskopfschmerz wieder. Ebenfalls nicht selten wandelt sich eine in der Jugend lupenreine Migräne im Alter in Spannungskopfschmerz, wobei Übergangsformen entstehen, die fließend durchlaufen werden und sich wieder als »Kombinationskopfschmerz« zeigen.

Spazierengehen
Hände raus aus Hosen- und Manteltaschen, Arme beim Gehen locker gestreckt durchschwingen, Kopf geradeaus gerichtet, zügiger Schritt (Schritttempo ca. fünf bis sechs Kilometer pro Stunde), nicht schlendern. Keine Handtaschen oder Rucksäcke mitnehmen. Stattdessen Gürteltäschchen umbinden. Ein Spaziergang ist keine Fernreise, daher: Nur Kleinigkeiten mitnehmen.

Soßen
Soßen →*Suppen.*

Stabilisatoren
Kennzeichnungspflichtige →*Lebensmittelzusatzstoffe*, die sonst nicht mischbare Stoffe wie Wasser und Öl miteinander verbinden (→*Phosphate*). Allergieauslösend, Störung des Kalziumstoffwechsels (Kennzeichnung: E 442, E 450a - 450c).

Suppen
In der Gastronomie sind Suppen nur noch in den wenigsten Fällen frei von Geschmacksverstärkern (→*Geschmacksverstärker,* →*Unverträglichkeitsreaktionen,* →*Allergien*).
Daher bei der Bestellung nach der Verwendung von Geschmacksverstärkern, Würzen oder Würzhilfen fragen. Falls Zweifel an der Auskunft von Kellnern und Servierhilfen aufkommen, Küchenchef oder Koch kommen lassen. Auskunft muss wahrheitsgemäß erfolgen.

Am häuslichen Herd auf Würzhilfen ganz verzichten oder auf solche Würzhilfen zurückgreifen,
deren Rohgewächse aus garantiert biologischem
Anbau stammen und ohne chemische Zusätze wei-
terverarbeitet wurden.
Achtung: Nur was die Aufschrift trägt: »Aus kon-
trolliert biologischem Anbau, frei von Zusatzstoffen«, ist unbedenklich.

Sympathicus
Automatisch arbeitendes Nervensystem zur Steuerung der Durchblutung aller Körpergewebe einschließlich der von Blutgefäßen und Nerven.
Reizung des Sympathicus führt zur Drosselung der
Blutzufuhr. Als »sympathischer Grenzstrang« beiderseits der Wirbelsäule verlaufend mit stricklei-
terartig angeordneten Nervenknoten, die vom
Rückenmark angesteuert werden. Oberster Grenz-
strang-Nervenknoten ist das Ganglion cervicale
superius knapp unterhalb der Schädelbasis in Höhe
des ersten und zweiten Halswirbels.
Das Ganglion cervicale superius ist der für
Migräne-Patienten wichtigste Teil des Sympathicus. Dieser paarige, beiderseits des ersten und
zweiten Halswirbels angeordnete Nervenknoten ist
allein zuständig für die Durchblutung von Gehirn
und Gesicht, das linke Ganglion cervicale superius
für die linke, das rechte für die rechte Gehirn- und
Gesichtshälfte.
Da im Migräne-Anfall die Durchblutung des
Gehirns vom Ganglion cervicale superius selektiv
(genau unterschieden, ausgewählt) gedrosselt wird,
sind u.a. Verluste des Kurzzeitgedächtnisses mit
Merk- und Konzentrationsstörungen sowie Wortfindungsstörungen die Folge. Aber auch depressive
Verstimmung, Einschränkung und vorübergehender Verlust des logischen Denkvermögens können
Folge solcher selektiver Durchblutungsstörungen

sein. In unserem Patientengut gehören diese Ausfallerscheinungen neben den Symptomen: Übelkeit, Erbrechen und Schwindel zu den häufigsten
Begleiterscheinun-gen der →*Migräne*.

Telefonieren
Für Migräne-Patienten gefährliche Beschäftigung
infolge häufig falscher Armhaltung. Grundsätzlich
gilt: Die rechte Hand hält den Hörer an das linke
Ohr, die linke Hand hält ihn an das rechte Ohr, die
Ellenbogen sind dabei am Körper angelegt. Wenn
irgend möglich freihändig telefonieren, d.h. schnurlos und dabei herumlaufen, nicht auf einem Fleck
stehenbleiben oder sitzen!
Im Büro in jedem Fall auf »schnurlos« umstellen
(Handy) bzw. ein zusätzliches Handy einrichten
lassen.

Tepppichböden
Teppichböden sind Allergiequelle Nummer eins im
Haus (z.B. Milben).
Daher gilt für Migräne-Patienten mit bekannter oder
vermuteter Allergieneigung: Teppichböden durch
Steinfliesen oder Parkett ersetzen. Minimalanfor-
derung: Schlafzimmer mit Parkett oder Korkfliesen
auslegen lassen.

Theater →*Kino*.

Trinken
Täglich mindestens eineinhalb bis zwei Liter trin-
ken (Mineralwasser, Tee, Milch, selbstbereitete
Milchgetränke mit Früchten [Milchshakes] – keine
Fertiggetränke, enthalten fast ausnahmslos →*Le-
bensmit-telzusatzstoffe*, →*Unverträglichkeitsreak-
tionen*). Kaffee in Maßen trinken, nicht Tassen in
Massen.

Trockenfrüchte
Industriell hergestellte Trockenfrüchte sind in der
Regel geschwefelt (→*Schwefeldioxid*) und mit
→*Sorbinsäure* behandelt.

Während Sorbinsäure vom Organismus im All-
gemeinen recht gut vertragen wird und nur in Aus-
nahmefällen Allergien auslöst, ist der Verzehr von
Trockenfrüchten für den Migräne-Patienten wegen
der Schwefelung äußerst problematisch. Ausnahme: Aufschrift auf der Verpackung »nicht behandelt« oder »nicht geschwefelt«. Derartige Produkte
gibt es in Naturkostläden.

Unterzuckerung
Unterzuckerung kann eine Migräne vortäuschen:
Kopfschmerzen und Übelkeit, selten auch Erbrechen. Unterzuckerung wird verhältnismäßig
häufig beobachtet bei besonders schlanken Per-
sonen im Alter zwischen 20 und 40 Jahren. Bei
Verdacht auf Unterzuckerung sofort in der nächst
erreichbaren Apotheke einen Zuckertest machen
lassen oder zum nächst erreichbaren Arzt gehen
(Notfalluntersuchung, muss jeder Arzt sofort
durchführen lassen). Bei festgestellter Unterzuckerung ärztlichen Rat unbedingt befolgen.
Falls weder Arzt noch Apotheker sofort erreichbar
sind (z.B. an Wochenenden und Feiertagen),
trockenes Brot essen und lange kauen. Ruhig verhalten. Wenn sich nach ca. 20 Minuten der
Zustand bessert, ist dies ein ziemlich sicherer
Hinweis auf eine vorangegangene Unterzuckerung.
Baldmöglichst ärztlichen Rat einholen!

Unverträglichkeitsreaktionen
Der Großteil aller Unverträglichkeitsreaktionen
spielt sich im Darm ab. Es handelt sich dabei um
allergische Reaktionen, die Entzündungen im
Darm auslösen.
Der Darm des erwachsenen Menschen hat nach
neuesten Daten eine Oberfläche von ca. 450 bis
500 Quadratmetern (!). 70 bis 80 Prozent des
Immunsystems befinden sich in der Darmwand, im
Darmschleim und in den zahlreich um den Darm

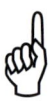

angeordneten Lymphknoten. Die natürliche Darm-
flora mit vermutlich zehn Millionen Milliarden
Bakterien ist sowohl für die geregelte Verdauung
als auch für die natürlichen Immunvorgänge im
Darm von außerordentlich großer Bedeutung.
Die Darmkeime stehen im gesunden Darm in einem
bestimmten Gleichgewichtsverhältnis zueinander.
Durch jahrelange Fehlernährung, häufige Antibioti-
ka-Anwendung sowie durch antibiotikahaltige Nahrungsmittel aufgrund der Massentierhaltung sind
die Darmkeime bei etwa der Hälfte der Bevölkerung geschädigt.
Die Folge davon sind Fehlbesiedelung des Darms
mit Verschiebung des Gleichgewichts der Keime
sowie die pathologische (krankmachende) Besiede-
lung des Darms mit Pilzen. Keimzahlen von mehr
als dem Tausend- bis Hunderttausendfachen der
Normalkeimzahl sind z.B. auch bei Pilzbefall des
Darms keine Seltenheit.
Dies führt zu Fehlverdauung (Fäulnis) und Fehl-
verwertung der Nahrung, zu Verschiebungen im
Mineralstoffwechsel (Pilze fressen die Mineralien
weg, die geschädigte Darmschleimhaut bringt die
Mineralien nicht mehr ins Blut) sowie Probleme im
Eiweißstoffwechsel mit Schwächung der Immunabwehr.
Die weitere Folge sind immer häufiger aufkom-
mende allergische Reaktionen, Allgemeininfektio-
nen und Darminfektionen: Blähungen, Durchfälle,
übelriechende Stühle und Winde (»Fürze«), außerdem Müdigkeit, Abgeschlagenheit, Leistungsver-
lust, Konzentrationsschwäche, Gliederschmerzen
und Muskelkrämpfe, gehäuft auftretende Migräne-
Anfälle bzw. Migräne-artige Zustände (atypische
Migräne). Bei Laboruntersuchungen findet man
regelmäßig mittelschwere bis schwere Verschiebungen intrazellulärer Mineralien (Mineralien im

Inneren von Körperzellen), vor allem der Minerale: Kalium und Natrium, sowie von Kalzium, Magnesium, Zink und Kupfer.

Wichtig zu wissen: Was früher anstandslos vertragen wurde, kann mit einem Mal eine Unverträglichkeitsreaktion auslösen und damit auch eine Migräne bzw. einen Migräne-artigen Zustand. Daher: Wenn eines oder mehrere der oben genannten Symptome beobachtet werden, ist größte Aufmerksamkeit und Vorsicht bei der künftigen Nahrungsaufnahme geboten.

Besonders wichtig: Auf industriell hergestellte Nahrung verzichten, keine industriell hergestellten Gewürze, Würzmischungen, Senfe und Essige zum Kochen verwenden, die kennzeichnungspflichtige →*Lebensmittelzusatzstoffe* enthalten.

Keine Gasthausbesuche mehr ohne sichere Kenntnis der dortigen Küchengebräuche. Besonders schmackhafte Suppen, Soßen und Desserts (Nachspeisen) enthalten nicht selten →*Glutamat,* →*Phosphat* und →*Benzoat.* Ausweg: Großmutters (einfache) Küche am eigenen Herd zubereiten und eine Reihe von Lebensmitteln vorzugsweise in Naturkostläden kaufen. Dort gibt es auch Suppen und Würzmischungen aus kontrolliertem biologischem Anbau, pestizid- und nitratfrei, ohne Konservierungsstoffe oder →*Geschmacksverstärker.*

Wein
Vom Weingenuss wird Migräne Patienten allgemein dringend abgeraten, da bereits geringe Mengen verheerende Migräne-Anfälle auslösen können. Hintergrund dieses Problems ist weniger das Naturprodukt Wein, als vielmehr die Fülle seiner chemischen Zusätze, die zur Haltbarmachung, Geschmacksverstärkung und Geschmacksveredelung verwendet werden. Während der Kellerbearbeitung werden Weine, die nicht nach ökologischen Richt-

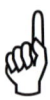

linien hergestellt werden, verschnitten, mit Farb-
und Geschmacksstoffen geschönt und mit ver-
schiedenen Konservierungsstoffen haltbar gemacht.
Im Gegensatz zu allen übrigen Lebensmitteln gibt
es für Wein keine Kennzeichnungspflicht. Das be-
deutet, der Verbraucher erfährt weder, welche noch
wieviele chemische Zusatzstoffe enthalten sind.
Folgende Stoffe können im Wein enthalten sein:
- Kunstdünger
- Pestizide
- Schwefeldioxid
- Sorbinsäure
- Benzoesäure
- Azetaldehyd

außerdem Kupfersulfat, Eisen-Blausäuresalze und
Silbersalze.
Kunstdünger und Pestizide sind in ökologisch ange-
bauten, kontrollierten Weinen (→*Ökoweine*) nicht
enthalten. Chemische Zusatzstoffe fehlen, Ausnahme: Schwefeldioxid.
Schwefeldioxid ist in Öko-Weinen jedoch in weit
geringerer Menge enthalten als in herkömmlich
hergestellten (»ausgebauten«) Weinen.

Würze
»Würze« oder »Würzmittel« sind die Umschrei-
bung für →*Geschmacksverstärker*. Gefährliche
Verwechslungsmöglichkeit mit »Gewürzen«.
Echte Gewürze haben mit Geschmacksverstärkern
normalerweise nichts zu tun, Gewürzmischungen
dagegen können Geschmacksverstärker enthalten.

Zentralnervensystem
Das Zentralnervensystem umfasst alle Nerven, die
sich innerhalb des Kopfes befinden sowie alle
Hirnnerven und das Rückenmark, insgesamt unge-
fähr 60 bis 70 Milliarden Nerven.
Sämtliche Denkvorgänge, alle lebenswichtigen
Steuerungs- und Regelvorgänge werden vom Zen-

tralnervensystem erledigt, sämtliche Sinneswahr-
nehmungen werden dort verarbeitet.

Literatur

Arlen, A., Gehr, B., Godefroy, H.: Reversible
Veränderungen der Hirnstammpotentiale nach
manipulativer Atlastherapie bei zervikozephalen
Syndromen; erste Ergebnisse. In: Hohmann, D., B.
Kügelgen, K. Liebig, M. Schirmer (Hrsg.): Neuro-
orthopädie 3: 502–514. Springer, Berlin, Heidelberg,
New York, Tokyo (1985).

Barolin, G.S.: Über das Zusammenspiel psychischer
und somatischer Faktoren beim Kopfschmerz.
Fortschr. Neurol. Psychiatr., 44: 597 (1976).

Besson, J.M., A. Chaouch: Peripheral and spinal
mechanisms of nociception. Physiol. Rev., 67: 67–
186 (1987).

Blumberg, H., H.J. Griesser: Zur Pathophysiologie
sympathisch unterhaltener Schmerzzustände. In: Der
Schmerz, 1: 62. Springer Berlin, Heidelberg, New
York, London, Paris, Tokyo (1987).

Christ, B., J. Wilting: Die Entwicklung der Halswirbel-
säule unter besonderer Berücksichtigung des kranio-
zervikalen Übergangs. In: Thomalske, G., E.
Schmitt, M. Gross (Hrsg.): Schmerzkonferenz. Ein
Handbuch für Pathogenese, Klinik und Therapie des
Schmerzes, 1.1: 37–48. Gustav Fischer Verlag
Stuttgart, Jena, New York (1992).

Domnick, L.: Über die Beziehungen der Halswirbelsäule zu Hals-, Nasen-, Ohrenerkrankungen. Erfahrung-
sheilkd., 14: 585 (1965).

Featherstone, H.J.: Migraine and muscle contraction
headaches, a continuum. Headache, 15: 194 (1984).

Göbel, H., M. Petersen-Braun, D. Soyka: Die Prävalenz
von Kopfschmerzen in Deutschland. Eine Untersuchung an einer repräsentativen Stichprobe auf der
Basis der Kopfschmerzklassifikation der International Headache Society. In: Der Schmerz, Bd. 7, Heft
4: 287–297 (1993).

Literatur

Headache Classification Committee of the International Headache Society. Classification and diagnostic criteria for Headache disorders, cranial neuralgias and facial pain. Cephalgia 8: 1–7. In: Der Schmerz, Band 8, Heft 3 (1994).

Herdegen, T., J.D. Leah, T. Walker, B. Basler, R. Bravo, M. Zimmermann: Noxious stimulation induces mole-cular genetic events in neurons of the central nervous system: expression of immediate-early gene encoded proteins. In: Proceedings of the VIth World Congress on Pain. Pain Research and Clinical Management, Vol. 4: 325–330. Bond, M.R., Charlton, J.E., Woolf, C.J. (eds.). Elsevier science publishers, Amsterdam (1991a).

Jänig, W.: Biologie und Pathobiologie der Schmerzmechanismen. In: Zenz, M., I. Jurna (Hrsg.): Lehrbuch der Schmerztherapie. Grundlagen, Theorie und Praxis für Aus- und Weiterbildung. Wissenschaftliche Verlagsgesellschaft, Stuttgart (1993).

Kamieth, H.: Röntgenfunktionsdiagnostik der Halswirbelsäule. In: Schulitz, K.P. (Hrsg.): Die Wirbelsäule in Forschung und Praxis, Bd. 105. Hippokrates, Stuttgart (1986).

Kerr, F.W.L.: Central Relationships of Trigeminal and Cervical Primary Afferents in the Spinal Cord and Medulla. Brain Reasurge, 43: 561–572 (1972).

Knese, K.-H.: Kopfgelenk, Kopfhaltung und Kopfbewegung des Menschen. Z. Anat. Entwickl.-Gesch., 114: 67–102 (1949/50).

Lang, J.: Klinische Anatomie des Kopfes: Neurokranium, Orbita, kranial-zervikaler Übergang. Springer, Berlin (1981).

Loeweneck, H.: Über die sensible Innervation der Articulationes intervertebrales. Inaugural-Dissertation. Anatomisches Institut der Universität München (1966).

Monro, J., J. Brostoff, C. Carini, K. Zilkha: Food allergy in migraine. Lancet II: 1 (1980).

Literatur

Netter, F.H.: Farbatlanten der Medizin. The Ciba Collection of Medical Illustrations, Bd. 5: Nervensystem I, Neuroanatomie und Physiologie. Thieme, Stuttgart, New York (1987).

Pick, J.: The Autonomic Nervous System. Morphological, Comparative, Clinical and Surgical Aspects. Lippincott, Philadelphia (1970).

Schaible, H.-G., R.F. Schmidt: Entladungsverhalten von Rezeptoren mit feinen Afferenzen aus normalen und entzündeten Gelenken: Einfluss von Analgetika und Prostaglandinen. In: Brune, K., Lanz, R. (Hrsg.): 100 Pyrazolone. Eine Bestandsaufnahme, pp. 87–99. Urban & Schwarzenberg, München (1985).

Soyka, D., H.C. Diener, V. Pfaffenrath, W.-D. Gerber, A. Ziegler: Therapie und Prophylaxe der Migräne. Münch. Med. Wochenschr., 134: 145–153 (1992).

Zimmermann, M.: Physiologische Grundlagen des Schmerzes und der Schmerztherapie. In: Zenz, M., I. Jurna (Hrsg.): Lehrbuch der Schmerztherapie. Grundlagen, Theorie und Praxis für Aus- und Weiterbildung, Wissenschaftliche Verlagsgesellschaft, Stuttgart (1993).